编 者 （按姓氏笔画排序）

马　鑫　中国人民解放军总医院

王保军　中国人民解放军总医院

王瀚锋　中国人民解放军总医院

牛少曦　中国人民解放军总医院

艾　青　中国人民解放军总医院

吕香君　中国人民解放军总医院

刘　侃　中国人民解放军总医院

麦海星　中国人民解放军总医院

杜松良　中国人民解放军总医院

李宏召　中国人民解放军总医院

李新涛　中国人民解放军空军特色医学中心

沈东来　中国人民解放军总医院

张　旭　中国人民解放军总医院

张　鹏　中国人民解放军总医院

陈伟浩　中国人民解放军总医院

范　阳　中国人民解放军总医院

袁　清　中国人民解放军总医院

顾良友　中国人民解放军总医院

徐俊楠　中国人民解放军总医院

高　宇　中国人民解放军总医院

黄庆波　中国人民解放军总医院

程　强　中国人民解放军总医院

湖北省公益学术著作出版专项资金资助项目

医 学 机 器 人 手 术 学 丛 书

总顾问　陈孝平

泌尿外科机器人手术学

MINIAO WAIKE JIQIREN SHOUSHUXUE

主　编◆张　旭

副主编◆马　鑫　李宏召　范　阳

华中科技大学出版社

http://press.hust.edu.cn

中国·武汉

内容简介

本书共三章十七节,以文字解释与手术图片相结合的方式介绍了机器人肾上腺、肾脏和输尿管手术,机器人膀胱和前列腺手术,机器人盆腔淋巴结清扫术、机器人腹膜后淋巴结清扫术、机器人肾移植术等代表性术式的手术步骤、注意事项、技术现状及展望等。

本书适合广大有志于投身泌尿外科机器人手术领域的年轻医生使用,也可作为临床一线的泌尿外科医生提升自己专业水平的参考书。

图书在版编目(CIP)数据

泌尿外科机器人手术学 / 张旭主编. -- 武汉:华中科技大学出版社,2024.6. --(医学机器人手术学丛书). -- ISBN 978-7-5680-8536-6

Ⅰ. R699-39

中国国家版本馆 CIP 数据核字第 2024P3V106 号

泌尿外科机器人手术学 　　　　　　　　　　　　　　　　　　　张　旭　主　编
Miniao Waike Jiqiren Shoushuxue

总 策 划:车　巍
策划编辑:陈　鹏
责任编辑:毛晶晶
封面设计:原色设计
责任校对:刘　竣
责任监印:周治超
出版发行:华中科技大学出版社(中国·武汉)　　电话:(027)81321913
　　　　　武汉市东湖新技术开发区华工科技园　　邮编:430223
录　　排:华中科技大学惠友文印中心
印　　刷:湖北新华印务有限公司
开　　本:787mm×1092mm　1/16
印　　张:14.5
字　　数:370 千字
版　　次:2024 年 6 月第 1 版第 1 次印刷
定　　价:168.00 元

丛书序

　　21 世纪初,人工控制机械臂手术辅助系统(又称机器人手术系统)开始逐步进入临床实践,标志着微创外科正式进入机器人时代。机器人手术系统以其独特的优势,突破了传统手术和腹腔镜手术的局限,将手术精度提升到了前所未有的高度。目前,该系统已广泛应用于泌尿外科、心血管外科、胸外科、胃肠外科、妇产科等多个学科领域。与传统手术相比,机器人手术在手术精度和细致度方面表现出显著优势,同时在缩短手术时间、住院时间,减少手术失血量,降低并发症发生率以及促进术后恢复等方面也具有明显优势。

　　机器人手术系统的革新,将传统手术由定性操作提升至标准化定量的层面,为手术领域的数字化与智能化革新奠定了基础。尽管我国引入机器人手术系统的时间相对较晚,但其发展势头迅猛,不仅在手术数量与难度突破上取得了显著进步,更在临床研究方面展现出卓越成就。特别是在泌尿外科、肝脏外科、胃肠外科、胸外科、妇产科及心血管外科等领域,我国机器人手术已跻身国际先进行列,充分展现了机器人手术系统的巨大潜力和广阔前景。

　　"医学机器人手术学丛书"是国内首套全面阐述医学外科机器人手术技术的学术著作。该丛书的各分册均由国内各外科机器人手术领域的开创者和领军人物倾力编写,他们丰富的临床实践经验与深刻的见解贯穿全书,展现了国内外相关领域的研究精粹与前瞻性思考。该丛书具有高度的原创性,为我国机器人外科的学科建设和人才培养指明了方向,既有理论指导,也有经验分享。因此,我非常乐意向全国外科同仁推荐该丛书。最后,热烈祝贺"医学机器人手术学丛书"的出版!

中国科学院院士
华中科技大学同济医学院附属同济医院外科学系主任

陈孝平

2024 年 5 月

前　言

　　机器人外科手术系统的引入是微创外科甚至是外科学界的一次重大变革,这不但是手术器械的革新,还是微创理念和实践的重大进步,也是医工结合的重要体现。中国人民解放军总医院是国内最早引进达芬奇机器人手术系统和目前拥有达芬奇机器人手术系统数量最多的单位。目前,我们团队机器人手术量已突破10000例,率先成为亚洲第一个、全球第二个完成万例达芬奇机器人手术的专科团队。结合实践中积累的手术经验和独到的视角及体会,参阅国内外最新文献,精选经典、规范和开拓性的操作技术,我们以图文结合的方式,编写了《泌尿外科机器人手术学》。希望本书的出版对推动我国泌尿外科机器人技术的发展有所裨益。

　　本书共三章十七节,以文字解释与手术图片相结合的方式介绍了机器人肾上腺、肾脏和输尿管手术,机器人膀胱和前列腺手术,机器人盆腔淋巴结清扫术、机器人腹膜后淋巴结清扫术、机器人肾移植术等十余种代表性术式的手术步骤、注意事项、技术现状及展望等。本书针对每一种手术的适应证和禁忌证、手术步骤、并发症及其防治、注意事项等都做了详细阐述,还对手术技术现状进行了总结,并展望了未来的发展方向。本书配有精美插图数百幅,所有手术图片均采集自我们手术时的视频,较为复杂的镜下解剖结构和手术步骤则配以示意图,力求做到清晰明确地反映手术思路。

　　我希望,通过以泌尿外科腹腔镜应用解剖学为基础的手术思路和技巧的描述,以文字与图片相结合的方式来展现机器人手术的全貌和设计思想,可以将外科医生追求的"悟"转变为明晰的解剖学认知,使"复杂"的泌尿外科机器人手术变得有章可循、有理可依,能被更多的泌尿外科医生迅速掌握。

　　本书的编写得到中国人民解放军总医院泌尿外科等中青年医生的大力支持,他们作为技术骨干,在完成大量临床工作的同时,利用休息时间查阅文献、采集图片、撰写书稿,做了很多工作,感谢他们长期以来的学术支持。中国科学院院士陈孝平也为本书的编写提出了许多极具学术价值的意见。由衷感谢为本书成稿和出版给予帮助支持的所有人!

　　由于医学技术发展快速以及编者水平有限,本书尚有许多不足及未尽之处,恳请读者提出宝贵意见以利于改进。

2023 年 10 月于北京

目　录

第一章　机器人肾上腺、肾脏和输尿管手术

第一节　上尿路机器人手术入路的建立

一、概况

机器人技术的进步促使微创泌尿外科学科领域不断发展。它使一些常规切除术和复杂的重建手术能由初学者（之前只能由经验丰富的医生）进行操作。机器人手术作为一种新型的微创手术方式，减轻了患者术后疼痛，使患者术后出血量更少，缩短了患者住院时间，使患者能更快地恢复正常生活。机器人手术在某种程度上可以替代常规腹腔镜手术，并明显优于传统开放手术。

机器人手术系统能够优化手术医生的手术视野，使手术视野中传统的二维影像升级为三维立体影像，手术医生能更全面地观察腹腔脏器，为手术操作提供保障，使手术医生更加舒适。机器人手术操控台的设计可让手术医生远离手术台进行远程操作，能缓解肌肉紧张和劳累。同时可将开放手术方式的相关技巧转移到腹腔镜手术中，缩短了腹腔镜手术学习曲线。

二、经腹腔途径的上尿路机器人手术入路的建立

可通过腹腔途径进行的上尿路机器人手术包括肾上腺切除术、根治性肾切除术、肾部分切除术、肾盂成形术和活体供肾切除术。在这些手术中，套管（Trocar）的位置和分布应适应机器人的对接系统。

（1）患者准备：全身麻醉诱导，并插入鼻胃管和导尿管，患者取侧卧位（60°～70°），腰部伸展，由凝胶垫支撑[图 1-1-1(a)]。在腰部下方放置一个枕头，以抬高腰部并最大限度地扩大侧腹部手术范围。头部和颈部应用枕头保持自然姿势[图 1-1-1(b)]。腋下放置软枕，防止臂丛神经损伤，保护所有骨性突起。将约束带绑在患者胸部和骨盆上，使患者固定。

（2）气腹建立：将气腹针经脐穿刺建立气腹最安全。脐前腹壁筋膜在脐部全融合为单层。在脐部做 3 mm 横切口，将脐外侧缘用布巾钳夹住并拉起。用优势手的拇指和食指在距离针尖约 4 cm 处握住气腹针，垂直于腹壁进行穿刺。感受到气腹针内芯的弹跳和有突破感表明成功穿过腹腔。穿刺成功后气腹针保持原位。以低流速（1 L/min）充入气体，直到腹内压达到 12～15 mmHg。充气失败可能是由于肌肉松弛不足或大网膜、肠壁堵塞气腹针，可以通过重新调整针位来解决。对于既往有腹部感染或腹部手术史而存在腹膜粘连高风险的患者，应采用开放式哈森（Hasson）技术建立气腹。

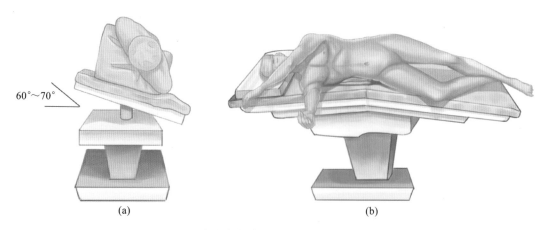

图 1-1-1　经腹腔途径的上尿路机器人手术入路示意图

（3）套管位置：上尿路机器人手术入路可分为外侧入路、经脐入路和脐旁入路，手术入路的选择主要取决于机器人镜头孔套管的位置。根据经验，我们推荐使用脐旁入路（图 1-1-2）。气腹建立后，在脐上方横向 2 指宽处做一个 10 mm 的切口，插入一个 12 mm 的套管作为镜头孔。移除气腹针，气体通过镜头孔套管注入。随后在镜头的直视下插入套管。第一个 8 mm 机器人套管在镜头孔套管上方一个手掌宽处插入，第二个 8 mm 机器人套管在辅助孔上方、横向 2 指宽处插入，与镜头孔套管的距离为一个手掌宽。

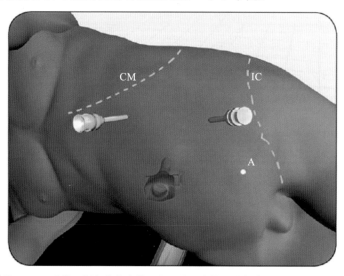

IC—髂嵴；CM—肋缘；绿色套管为第一个机器人套管；黄色套管为第二个机器人套管；
蓝色套管胃镜头孔套管；A—辅助孔

图 1-1-2　经腹腔途径的上尿路机器人手术套管位置

第一个机器人套管到镜头孔套管的连线与镜头孔套管到第二个机器人套管的连线之间的角度应为 120°。第三个机器人套管可以插入耻骨结节上方，与第二个机器人套管的距离为一个手掌宽。第三个机器人套管是可选的，主要是基于外科医生的偏好。对于右侧上尿路手术，需要在剑突下方插入一个额外的 5 mm 套管，用于牵开肝脏。

（4）机器人手术系统对接：从镜头孔套管到第一个和第二个机器人套管之间中点的假想线是机器人手术系统对接的参考轴。机器人手术系统从患者背侧推入。将镜头孔套管与机器人镜头臂对接；调整镜头臂，使镜头孔镜头臂上的三角指示器位于蓝条内；工作区域应显示在屏幕中间。随后,将机械臂与配对的套管对接。安装单极剪刀,作为 1 号机械臂;安装双极马里兰钳,作为 2 号机械臂;安装 Prograsp 抓钳,作为 3 号机械臂(图 1-1-3)。所有机械臂对接完成后,远视下观察手术视野。评估每个机械臂之间的距离及机械臂之间碰撞的可能性。

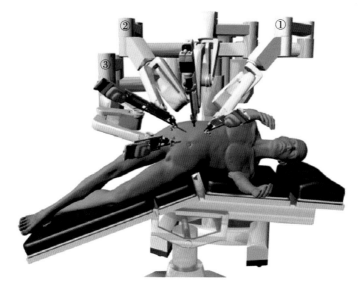

①1号机械臂;②2号机械臂;③3号机械臂

图 1-1-3　经腹腔途径的上尿路机器人手术中机械臂位置

三、经腹膜后途径的上尿路机器人手术入路的建立

(1)患者准备:患者取侧卧位,侧腹伸展。应在患者腰部下方放一个枕头,以抬高腰部并最大限度地扩大腰部手术范围。

(2)建立气腹,配置套管:在腋中线上髂嵴上方 2 cm 处做 3 cm 横向切口。将长止血钳插入切口,直接分离腰背筋膜,直到进入腹膜后空间。

手术医生将食指插入患者腹膜后间隙,直接游离脂肪组织。随后,将球囊扩张器插入腹膜后间隙,充气后扩大腹膜后间隙。在食指的引导下,将 8 mm 机器人套管插入腋后线上的第 12 肋肋缘和髂嵴之间中点。该套管用于对接 2 号机械臂。将 12 mm 镜头孔套管插入 3 cm 切口,然后缝合切口。气体通过镜头孔套管注入,压力保持在 12～15 mmHg。在 2 号机械臂套管插入吸引器以将腹膜推开。在直视下,将 1 号机械臂套管插入腋前线内侧 1～2 cm 处,与 2 号机械臂保持在相同水平。在 1 号机械臂套管和镜头孔套管之间腋前线处稍下方插入一个 12 mm 的辅助孔套管(图 1-1-4)。1 号机械臂套管到镜头孔套管的连线与镜头孔套管到 2 号机械臂套管连线之间的夹角应大于 90°。

(3)机器人手术系统对接:机器人手术系统要与患者的头部和身体的长轴对齐。将镜头孔套管与机器人镜头臂对接;调整镜头臂,使镜头孔镜头臂上的三角指示器位于蓝条内;工作区域应显示在屏幕中间。随后,将机械臂与配对的套管对接(图 1-1-5)。安装单极剪刀,作为 1 号机械臂;安装双极马里兰钳,作为 2 号机械臂。待所有机械臂对接完成后,远视下观察手术视野。评估每个机械臂之间的距离,避免机械臂之间碰撞。助手在患者的正面进行操作。

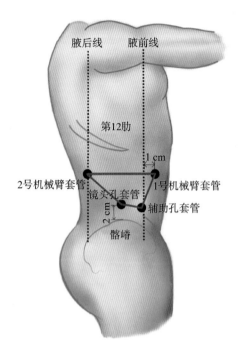

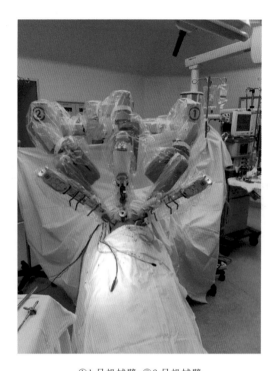

①1号机械臂;②2号机械臂

图 1-1-4　经腹膜后途径的上尿路
　　　　机器人手术套管位置

图 1-1-5　经腹膜后途径的上尿路机器人
　　　　手术中机器人手术系统的位置

第二节　机器人肾上腺手术

一、概况

腹腔镜肾上腺手术为治疗小体积良性肾上腺肿瘤的首选术式,该术式的应用范围正在不断扩宽,目前可应用于嗜铬细胞瘤、巨大肾上腺肿瘤、恶性肾上腺肿瘤、肾上腺转移癌等患者。随着机器人设备在国内外的推广应用,机器人肾上腺手术成为肾上腺肿瘤的可选治疗方法之一,其治疗效果与腹腔镜肾上腺手术相当。机器人手术的优势主要体现在:具有三维立体视野、视野可放大、符合人体工程学等。目前有学者报道,机器人手术与腹腔镜手术的效果相似,并认为机器人手术在腔内缝合及各种重建手术中的优势更明显。但是肾上腺手术较少涉及腔内缝合和重建技术,另外,经腹机器人肾上腺手术要显露肾上腺,必须牵开或游离肾上腺表面覆盖的肝脏、脾脏、胰腺等脏器,故手术步骤多、难度较大,上述脏器易受到损伤,风险较高,并发症较多,手术耗时,学习曲线较长。相较于腹腔镜手术,机器人手术的费用更高,因此,对于一般肾上腺肿瘤,推荐行腹腔镜手术,机器人手术在巨大肾上腺肿瘤或者解剖关系复杂的肾上腺肿瘤手术中具有独特的优势。

二、适应证和禁忌证

(一)适应证

机器人肾上腺手术的适应证基本同腹腔镜肾上腺手术,包括以下疾病:①引起皮质醇增多症和原发性醛固酮增多症的肾上腺皮质增生性疾病和肾上腺皮质肿瘤;②引起儿茶酚胺增多症的肾上腺髓质增生和肾上腺嗜铬细胞瘤;③直径大于 3 cm 的无功能肾上腺偶发瘤,包括肾上腺囊肿、肾上腺髓样脂肪瘤和神经节细胞瘤等;④局限性肾上腺恶性肿瘤,影像学上无明显包膜或血管侵犯表现;⑤原发灶明确的孤立性肾上腺转移癌。机器人手术系统更加灵活,相关操作容易掌握,因此,在巨大、复杂肾上腺肿瘤的治疗方面具有更大的优势。

（二）禁忌证

机器人肾上腺手术的禁忌证:①术前影像学检查发现肾上腺肿瘤明显浸润周围脏器或有远处转移者;②有明显出血倾向且难以纠正者;③心脏、肺脏、肝脏、肾脏等重要脏器有严重器质性疾病或功能障碍而不能耐受手术者。

三、术前准备

（一）一般准备

一般准备包括常规术前准备,以及明确诊断所需的定性和定位检查。

1. 常规术前准备 包括血常规、尿常规、大便常规、肝肾功能、血电解质、血糖、凝血功能、血型、术前血清八项、心电图和胸部 X 线检查等。

2. 定性和定位检查 用于明确诊断肾上腺疾病的定性和定位检查,可与内分泌科合作完成。定性检查:应结合患者临床表现和体格检查结果,有选择地进行肾上腺激素水平检测。皮质激素检测包括血皮质醇及代谢产物测定、血 ACTH 及血醛固酮测定、肾素-血管紧张素测定等,髓质激素检测包括血浆肾上腺素测定、血浆去甲肾上腺素测定、血浆儿茶酚胺测定、24 h 尿香草基扁桃酸(VMA)测定等。定位检查包括 B 超、彩色多普勒超声、薄层螺旋CT 以及 MRI 等。肿瘤在 MRI T2 加权像上显示为高强度信号,据此可对嗜铬细胞瘤做出比较明确的诊断。[131]I-MIBG(碘-131-间位碘代苄胍)检查对双侧肾上腺嗜铬细胞瘤以及静止型嗜铬细胞瘤的诊断有决定性意义。

（二）特殊准备

功能性肾上腺肿瘤患者常存在不同程度的内分泌和代谢紊乱。内分泌功能异常可引起全身复杂的病理生理改变,麻醉及手术风险增加,故围手术期应按照肾上腺外科手术的原则进行充分的准备,以保证患者安全。

1. 原发性醛固酮增多症患者术前准备 控制血压,纠正电解质紊乱、低钾性碱中毒,使血钾恢复到正常水平,心电图无低钾表现。具体方法:①服用螺内酯,每次 40～60 mg,每日3～4 次。②每日口服补钾 4～6 g。③严重高血压患者应配合使用降压药控制血压。一般因醛固酮瘤或肾上腺增生而行肿瘤切除或一侧肾上腺全切的患者无须补充激素。

2. 库欣综合征患者围手术期准备 主要是补充激素、降压、控制血糖、纠正电解质紊乱和酸碱平衡失调、预防性使用抗生素等。最重要的是激素补充治疗,可用醋酸可的松 100～200 mg,分别于术前晚和术日晨肌内注射(简称肌注)。术后再立即肌注 100 mg。术后当日以 10 mg/h 的速度静脉滴注水溶性氢化可的松。术后第 1、2 日,每 8 h 肌注醋酸可的松75 mg,第 3、4 日则每 12 h 肌注 1 次,以后用维持量的醋酸可的松(每次 25 mg,每日 2 次,口服)。同时服用氟氢可的松,每日 0.1 mg,共 1 个月。

3. 儿茶酚胺增多症患者术前准备 主要是扩张血管床、控制血压和扩容。具体方法:①术

前应用 α 受体阻滞剂扩张外周血管,可从术前 10～14 日开始口服哌唑嗪,每次 2～5 mg,每日 3次;或使用酚苄明,开始时 10 mg,每日 3～4 次,逐渐增至能够防止高血压发作的剂量。②若患者心率超过 140 次/分,曾有心律失常,可在 α 受体阻滞剂作用稳定后口服具有心脏选择性的 β受体阻滞剂。术前心率控制在 90 次/分以内。③术前在扩血管降压的同时补充血容量,可使术中血压波动减小,术后血压恢复快且稳定。因此应在术前 1 日开始扩容,一般在术前补充液体(晶体液和胶体液的比例约为 2:1)1000～2000 mL,使血容量扩至正常生理状态。④术前麻醉用药时禁用阿托品,该药可抑制迷走神经,使心率加快,诱发心律失常。

四、体位和麻醉

气管插管全身麻醉。术前留置胃管和导尿管。采取 60°～70°不完全侧卧位,升高腰桥,双侧手臂以软垫可靠固定。疑为儿茶酚胺增多症的患者,麻醉中除了进行常规的呼吸、心电监测外,还需行颈内静脉及桡动脉穿刺,以监测中心静脉压及桡动脉压;建立多条输液通道,以利于及时用药和输液。

五、机器人定泊和套管定位

对于左侧肾上腺手术,在脐水平腹直肌旁采用 Veress 气腹针技术或开放式 Hasson 技术经腹腔途径建立气腹。经腹壁切口放置 12 mm 套管,以安放腹腔镜镜头。在腹腔镜监视下,于左上腹部肋缘下约 2 横指、左锁骨中线偏内侧 2～3 cm,距离镜头孔 8 cm 处放置第一个 8 mm 机器人专用套管(连接机器人 1 号机械臂,并由此置入双极钳);于左下腹部左锁骨中线偏外侧 2～3 cm,距离镜头孔 8 cm 处放置第二个 8 mm 机器人专用套管(连接机器人 2号机械臂,并由此置入单极剪刀),三个套管形成以镜头孔为顶点的 100°等腰三角形;再经镜头孔的垂直线,在距离第二个 8 mm 机器人专用套管 8 cm 处放置第三个 8 mm 机器人专用套管(连接机器人 3 号机械臂,并由此置入肠钳)。辅助操作的 12 mm 套管位于脐上方,距离 1 号机械臂 5～6 cm 处。安放并固定机械臂,完成机器人操作平台的组装。对于右侧肾上腺手术,其套管定位与左侧肾上腺手术的方向相反。

六、手术过程

(一) 机器人左侧肾上腺手术

(1)显露肾上腺肿瘤:用 3 号机械臂肠钳将降结肠向腹侧牵拉,在脾脏下方左肾上极处切开腹膜(图 1-2-1),向上切至脾曲,沿 Toldt 线向下切至左肾门处。切断脾结肠韧带(图 1-2-2),使结肠在重力作用下自然向腹侧下垂,以钝性和锐性游离相结合的方法向腹侧牵开胰尾(图 1-2-3),分离肾脏腹侧肾周筋膜(Gerota 筋膜)前层和腹膜之间的相对无血管间隙(第一分离层面),继续沿第一分离层面游离,直至显露左侧肾上腺肿瘤(图 1-2-4)。如脾脏显露不满意,可由助手向上轻轻牵拉脾脏,暴露并打开脾肾韧带。将脾脏向内侧和上方游离。

(2)显露和离断肾上腺中央静脉:在左肾静脉与下腔静脉形成的左上方象限内,仔细游离并显露出左肾静脉,显露左肾上腺中央静脉(图 1-2-5、图 1-2-6),确认左肾上腺中央静脉汇入左肾静脉后,用两枚 Hem-o-lok 夹双重夹闭左肾上腺中央静脉近心端,一枚 Hem-o-lok夹夹闭远心端,离断左肾上腺中央静脉(图 1-2-7)。

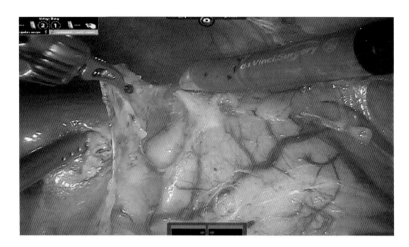

图 1-2-1 在脾脏下方左肾上极处切开腹膜

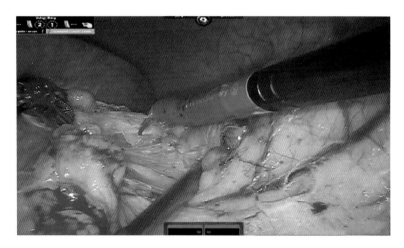

图 1-2-2 切断脾结肠韧带

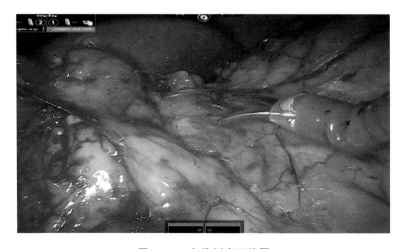

图 1-2-3 向腹侧牵开胰尾

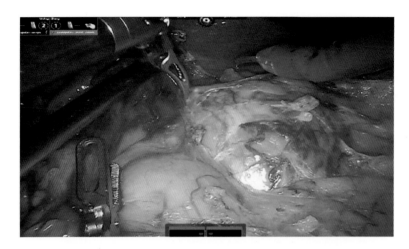

图 1-2-4　沿第一分离层面游离并显露左侧肾上腺肿瘤

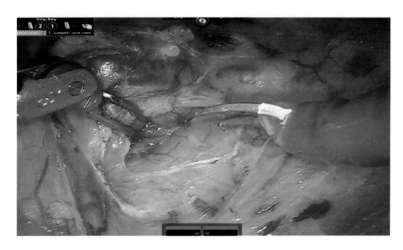

图 1-2-5　打开肾静脉鞘,显露左肾静脉

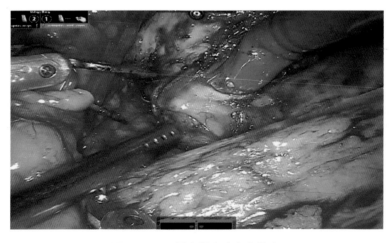

图 1-2-6　显露左肾上腺中央静脉

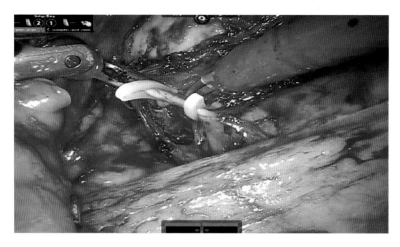

图 1-2-7　离断左肾上腺中央静脉

（3）在控制左肾上腺中央静脉后，继续游离肾上腺肿瘤，肾上腺肿瘤表面的血管可以用双极电凝处理后离断或用 Hem-o-lok 夹夹闭后离断。一般先在脾下缘游离肾上腺肿瘤的上缘，将肾上腺肿瘤与脾分离（图 1-2-8）。

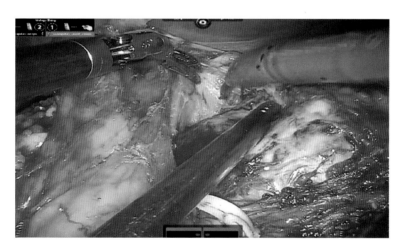

图 1-2-8　游离肾上腺肿瘤上缘

（4）沿着腰大肌表面（第二分离层面）分离肾上腺肿瘤的背侧面（图 1-2-9）。继续打开覆盖于肾上极的 Gerota 筋膜（第三分离层面），在此层面内游离肾上腺肿瘤的下缘（图 1-2-10），最后将肾上腺肿瘤完全游离。在肾上腺肿瘤和正常肾上腺之间用 Hem-o-lok 夹靠近正常肾上腺侧夹闭，离断并切除肾上腺肿瘤（图 1-2-11）。

（5）降低气腹压力，检查有无出血点，仔细止血。

（6）将肾上腺肿瘤装入标本袋中，经适当延长的切口取出。

（7）根据情况，留置或不留置引流管，闭合切口。

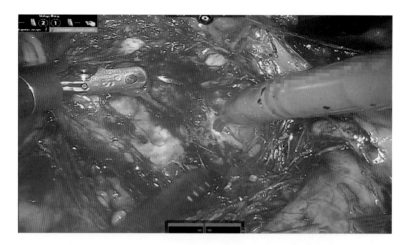

图 1-2-9　沿着第二分离层面游离肾上腺肿瘤的背侧面

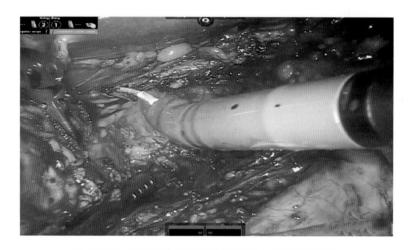

图 1-2-10　在第三分离层面内游离肾上腺肿瘤的下缘

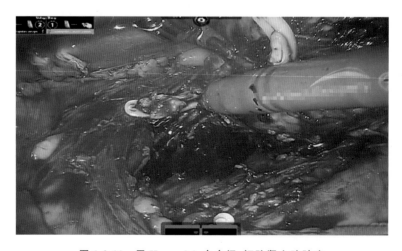

图 1-2-11　用 Hem-o-lok 夹夹闭,切除肾上腺肿瘤

（二）机器人右侧肾上腺手术

（1）切开镰状韧带，向头侧牵开肝脏：切开镰状韧带（图 1-2-12），并由助手辅助操作，应用扇形牵开器牵开或持针器钳夹镰状韧带附近壁腹膜等方法，将肝右叶托起，向头侧牵开肝脏（图 1-2-13）。

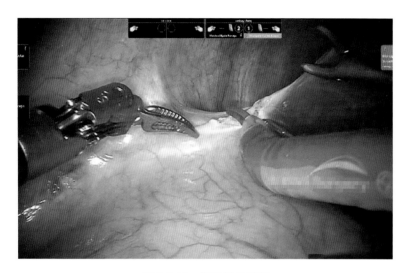

图 1-2-12　切开镰状韧带

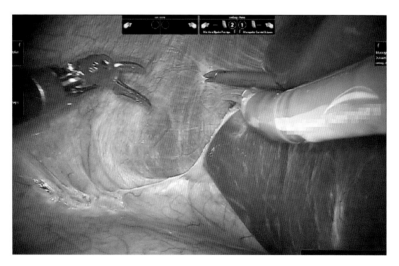

图 1-2-13　向头侧牵开肝脏

（2）切开腹膜：在右肾区，从肝脏下缘纵行切开腹膜至肾下极，将升结肠向腹侧游离（图 1-2-14）。必要时，切断肝肾韧带和融合筋膜，借重力使结肠和十二指肠下坠，直到看见肾上腺肿瘤，确认肾上腺手术区域。

（3）显露肾上腺肿瘤：显露并游离肾上腺肿瘤的腹侧面（在相当于经腹膜后途径肾上腺手术的第一分离层面内）（图 1-2-15）。

（4）显露右肾上腺中央静脉：在肝脏下缘找到并显露右肾静脉，以及右肾静脉汇入的下腔静脉。右侧肾上腺肿瘤多位于右肾静脉与下腔静脉夹角的外上象限内（图 1-2-16）。在下

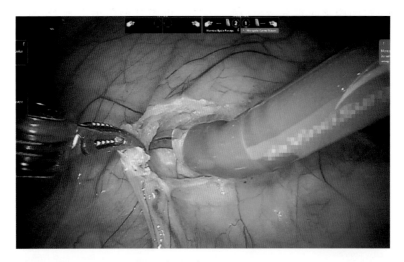

图 1-2-14　纵行切开腹膜

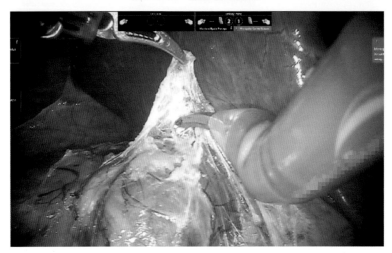

图 1-2-15　游离肾上腺肿瘤的腹侧面

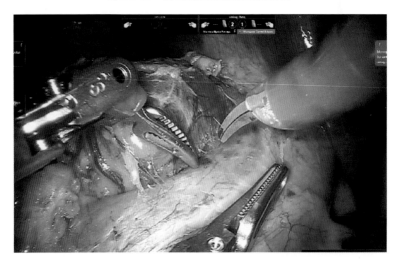

图 1-2-16　右侧肾上腺肿瘤与右肾静脉及下腔静脉的关系

腔静脉壁与肾上腺肿瘤之间充分游离（图 1-2-17），离断肿瘤的滋养血管，直至显露右肾上腺中央静脉（图 1-2-18），可见其垂直汇入下腔静脉。用两枚 Hem-o-lok 夹双重夹闭右肾上腺中央静脉近心端，一枚 Hem-o-lok 夹夹闭远心端（可选），离断右肾上腺中央静脉（图 1-2-19）。

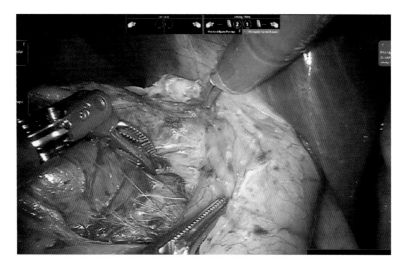

图 1-2-17　在下腔静脉壁与肾上腺肿瘤之间充分游离

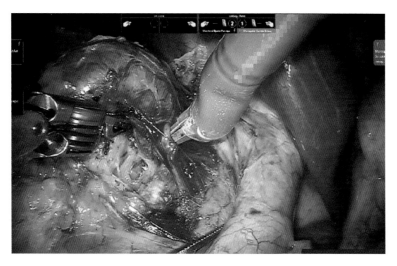

图 1-2-18　显露右肾上腺中央静脉

（5）肾上腺内侧缘被游离后，在第二分离层面，沿着腰大肌表面继续游离，将肾上腺后面和外侧缘充分游离（图 1-2-20）。在第三分离层面，将肾上腺肿瘤与肾上极分离（图 1-2-21）。再逐渐向上游离，在肾上腺肿瘤和正常肾上腺之间靠近正常肾上腺侧用 Hem-o-lok 夹夹闭，以减少出血，离断并切除肾上腺肿瘤（图 1-2-22）。

（6）降低气腹压力，检查有无出血点，仔细止血。

（7）将肾上腺肿瘤装入标本袋中，经适当延长的切口取出。

（8）根据情况，留置或不留置引流管，闭合切口。

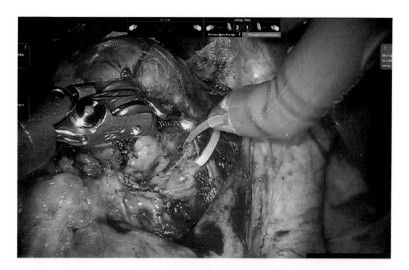

图 1-2-19　离断右肾上腺中央静脉

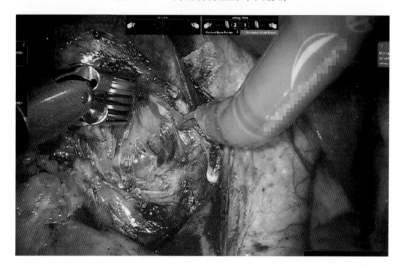

图 1-2-20　在第二分离层面游离肾上腺的后面和外侧缘

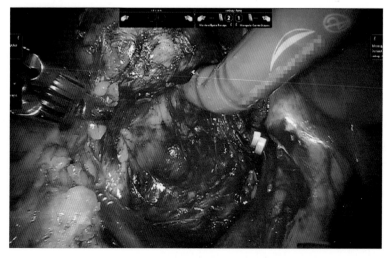

图 1-2-21　在第三分离层面将肾上腺肿瘤与肾上极分离

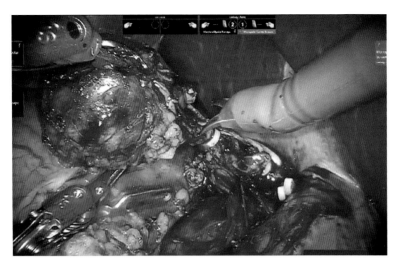

图 1-2-22　正常肾上腺侧用 Hem-o-lok 夹夹闭，切除肾上腺肿瘤

七、术后处理

（1）监测患者生命体征的变化，患者清醒后拔除胃管和导尿管。腹膜后引流管无明显液体流出（24 h 引流液体量少于 10 mL）时拔除，一般放置 24～48 h。

（2）对于原发性醛固酮增多症患者，尚需重点观察血压和电解质的变化。一侧腺瘤切除后，电解质紊乱能迅速得到纠正，但可能出现以下几种血压的变化情况：①术后血压很快降至正常水平或稳定在正常范围；②血压下降至正常水平后又回升，应用降压药有效；③电解质紊乱很快得到纠正，但血压未明显下降，需用降压药加以调控。若术后醛固酮增多的症状未能明显缓解，则需继续服用螺内酯，每日 200～400 mg，症状一般能得到控制。

（3）儿茶酚胺增多症患者术后仍有发生急性低血压的危险，尤其是在改变体位时，应持续监测血压。一旦发生急性低血压，应及时补充液体，必要时需依靠药物来维持血压平稳。还应检测血糖水平，及时发现低血糖，避免造成危害。

（4）库欣综合征患者术后有可能出现急性肾上腺功能不全。要严格按照计划补充肾上腺皮质激素，定期复查电解质和血糖。若患者出现肾上腺危象，应及时加大肾上腺皮质激素的用量，并采取其他急救措施。对于皮质醇增多症患者，因其组织愈合能力较差，切口易发生感染，导致切口愈合不良，应及时观察处理，避免发生肺不张和肺部感染。

八、并发症及其防治

机器人肾上腺手术的并发症，与经腹腔途径腹腔镜肾上腺手术的并发症类似。术中、术后出血是常见的并发症。

1. 穿刺相关并发症　常见于气腹针穿刺和放置第一个套管的过程中，腹壁血管可受损，肝脏、脾脏、胰腺、小肠等腹腔内脏器和大血管亦可受损。

（1）腹壁血管损伤：当腹壁静脉受损时，通过套管压迫，出血多可自愈；当腹壁动脉或肋间动脉受损，出血较严重时，需利用另一套管内的双极电凝设备止血，甚至通过开放切口（适当的小切口）来止血。

（2）腹腔内脏器损伤：常见的是肝脏、脾脏损伤，也可发生小肠损伤。处理的关键在于及时发现。对于小肠损伤,在充分的肠道准备基础上,可以采用 4-0 可吸收缝合线一期分层缝合。按照脏器损伤的原则来处理腹腔内脏器损伤。

(3) 大血管损伤:穿刺所致腹部大动脉损伤较凶险,多需要转开放手术,按血管外科的处理原则来止血和修复血管。避免血管损伤的关键在于预防。

机器人技术是腹腔镜技术的延伸,熟练掌握腹腔镜技术的外科医生多能避免上述并发症的发生。主要预防措施如下。①术者接受腹腔镜手术和机器人手术的正规培训;②术者熟悉解剖结构,轻柔操作;③患者术前留置胃管和导尿管,避免腹腔内空腔脏器膨胀;④保持足够的气腹压力;⑤提起患者腹壁,使腹壁和肠道分离;⑥对于有腹部手术史的患者,可据情况采用 Hasson 技术或在镜头可视下放置套管。

2. CO$_2$ 气腹相关并发症   发生率为 2%~3.5%。气腹维持时间在 4 h 以上者,CO$_2$ 气腹相关并发症发生率高。主要包括皮下气肿、高碳酸血症、气胸等。因机器人肾上腺手术多在 2 h 内完成,故该类并发症相对较少见。

(1) 皮下气肿:在 CO$_2$ 气腹相关并发症中较为多见,触之有握雪感或捻发音,多可自愈。

(2) 高碳酸血症:多见于有肺部基础疾病者,因气道压升高导致,可通过降低气腹压力或中断气腹来进行纠正。

(3) 气胸:多因膈肌和胸膜损伤导致。需及时发现损伤并缝合修补,必要时术后留置胸腔闭式引流管。

主要预防措施如下。①严格把控手术适应证:特别是有慢性阻塞性肺疾病的患者,术前需完善肺功能检查和血气分析,术者应与有经验的麻醉医生进行术前交流。②术中气腹压力维持在 10~14 mmHg。对于有慢性阻塞性肺疾病的患者,尽量让有机器人手术经验的外科医生来完成手术,以缩短手术时间。③术中严密监护:对于有肺部基础疾病或心血管疾病的患者,术中需严密监测气道压、血气和血流动力学的改变,必要时终止气腹或手术。

3. 术中血管损伤   较常见的并发症,发生率为 0.7%~5.4%。

(1) 肾上腺小动脉损伤:常用电凝或钛夹夹闭等进行处理。

(2) 肾上腺中央静脉损伤:因肾上腺中央静脉可能累及下腔静脉或肾静脉,术中应仔细游离肾上腺中央静脉。有缝合经验的机器人外科医生,可以通过增加气腹压力,充分暴露血管的损伤部位,采用 5-0 可吸收缝合线,缝合血管壁破损部位,以修复损伤。若术者没有缝合经验或出血严重难以控制,则应及时输血,并当机立断中转开放手术。输血率可作为术中、术后出血的相关判断指标。据报道,腹腔镜肾上腺手术的输血率为 2%~10%。

(3) 肾静脉损伤:左肾静脉损伤多见。由于左肾上腺中央静脉汇入左肾静脉,故左侧肾上腺手术中此类并发症多见。主要处理措施是缝合血管壁破损部位,处理原则同肾上腺中央静脉损伤。

(4) 下腔静脉损伤:多见于右侧肾上腺手术,右肾上腺中央静脉垂直汇入下腔静脉,在分离右肾上腺中央静脉时,可致下腔静脉损伤。处理原则同左肾静脉损伤。

(5) 脾血管损伤:左侧肾上腺手术中可见。当脾静脉受损,可缝合修复时,按上述静脉损伤处理原则进行处理;当脾动脉受损时,多行脾脏切除术。

4. 周围脏器损伤   术中可能发生包括肝脏、脾脏、胰腺、肾脏和肠管等在内的脏器损伤。①肝脏、脾脏损伤:多见,可发生在气腹针和套管穿刺时,或牵起肝脏显露右侧肾上腺肿瘤和牵起脾脏显露左侧肾上腺肿瘤时,这时损伤多轻微,可利用电外科器械来处理。当右侧肾上腺肿瘤与肝脏粘连紧密,在进行分离操作时也可发生,此时多需要切除部分肝脏,用双极电凝止血后,缝合肝脏创缘。②胰腺损伤:因胰尾与左侧肾上腺相邻,关系密切,且颜色相近,初学者易损伤胰尾。及时发现是关键。术后切口引流液异常时,行引流液淀粉酶监测,以明确诊断。延长引流管的拔除时间,充分引流,胰漏多可愈合,但引流管需放置 1～3 个月,甚至更长的时间。③肾脏损伤:肾上腺与肾上极关系密切。在分离肾上腺肿瘤底部时,若粘连紧密,分离操作可致肾脏损伤。对于轻微的肾脏损伤,用双极电凝止血后,用止血材料压迫,多可修复。对于严重的肾脏损伤,则按肾部分切除术的缝合原则缝合肾脏。部分肾上腺肿瘤与肾脏关系紧密,术中难以分离,需做好术前谈话,向患者及其家属讲明术中切除肾脏的可能性。④肠管损伤:关键在于及时发现。若结肠受损,须行结肠造瘘。为了预防损伤,应熟悉解剖结构、术中小心分离。

5. 膈肌和胸膜损伤 术中损伤膈肌和胸膜时,需给予缝合修复。多数患者术后需放置胸腔闭式引流管数日,待听诊呼吸音恢复后,再予以拔除。

6. 术后激素相关并发症 行肾上腺手术的病例多为功能性肾上腺肿瘤病例,与激素相关的术后并发症约占 1%。若库欣综合征患者术后激素补充不足,可出现低血压、恶心、呕吐、发热,甚至全身无力,食欲不振,应予以警惕。

7. 其他并发症 如伤口感染、腹腔内感染、肺部感染和切口疝等。

(1) 伤口感染:根据感染情况加强局部换药。严格无菌操作和术中预防性使用抗生素是预防伤口感染的主要措施。发生皮下急性蜂窝织炎时,可采用红外线照射等物理治疗。

(2) 腹腔内感染:少见。多见于原有腹腔内感染的患者,术后引流不畅,血肿形成会加重感染。使用抗生素的同时,需充分引流,必要时行腹腔内灌洗。

(3) 肺部感染:多见于有肺部基础疾病的患者。对于此类患者,术前评估中应重视肺功能检查和血气分析结果,并与麻醉医生及时沟通。术中应严密监测气道压、动脉血气和血流动力学变化,并尽量缩短手术时间。术后教会患者正确咳痰和翻身叩背的方法,鼓励患者尽早下床活动。一旦发生肺部感染,及时请呼吸科会诊,并按相关原则治疗,避免感染延迟不愈和呼吸衰竭的发生。

(4) 切口疝:套管部位发生切口疝的概率较低,为 0.77%～3%,多发生在取标本的腹部延长切口,尤其是下腹部或腹正中切口多见,腹部 X 线检查、B 超和 CT 检查可以明确诊断。正确关闭切口是预防此类并发症的关键。一旦发现,按切口疝的处理原则进行处理。

九、注意事项

(1) 套管及机械臂安放:尽量让有腹腔镜手术经验,且接受过机器人手术培训的助手来放置机器人手术的套管和机械臂,以缩短手术时间。

(2) 机械臂套管放置时,尽量距离镜头孔 8 cm 以上。行右侧肾上腺手术时,辅助操作套管应尽量离镜头孔和机械臂套管远一些,避免它们之间相互干扰。放置辅助操作套管时,尽量把它放置在两个机械臂套管之间。

(3) 右肾上腺中央静脉撕裂是转开放手术的常见原因。因此,行机器人右侧肾上腺手术时,应注意小心仔细地游离和显露肾上腺中央静脉,术前备好持针器和血管缝合线,以备不时之需。

(4) 显露左肾静脉后,即可快速显露和游离左肾上腺中央静脉。左肾上腺中央静脉瘦长,易被离断。右肾上腺中央静脉易被显露,但因其宽、短,离断时有一定困难。控制肾上腺中央静脉是肾上腺手术的关键步骤,可减少在游离肾上腺过程中发生的损伤。

（5）后腹腔镜肾上腺手术的三个分离层面亦可应用于机器人肾上腺手术中，理解解剖层次对于手术的快速完成有指导意义。

十、技术现状及展望

（一）手术适应证范围不断扩大

第一例机器人肾上腺手术由 Horgan 和 Vanuno 于 2001 年报道。经过二十多年的发展，其安全性和可行性已得到确认。随着手术例数的增多和经验的积累，机器人肾上腺手术已在国内外得到广泛应用。相对于传统腹腔镜手术，机器人肾上腺手术具有一定的优势。第一，机械臂能自动消除颤抖，使术者易于施行肾上腺部分切除术；手术操作精细，对瘤体刺激较小，尤其是在行嗜铬细胞瘤切除术时，更加安全。第二，对肥胖患者、巨大肾上腺肿瘤患者和肾上腺外嗜铬细胞瘤患者等特殊病例，其操作精准，具有三维立体视野，传统腹腔镜手术无法与之比拟。第三，机械臂操作灵活，在处理血管损伤等并发症时降低了转开放手术的概率。此外，机器人手术系统的学习曲线相比传统腹腔镜手术明显缩短，利于教学。目前而言，腹腔镜手术在我国仍然是治疗肾上腺肿瘤的标准术式，但考虑到机器人肾上腺手术特有的优势，人们认为机器人肾上腺手术是未来发展的主要方向。

（二）手术途径的选择

行机器人肾上腺手术时，可选经腹腔途径，亦可选经腹膜后途径。早期多选择经腹腔途径行机器人肾上腺手术，原因在于：经腹腔途径空间较大，可以更好地避免机械臂之间的相互干扰。但行经腹腔途径手术时，要游离肾上腺必须游离周围脏器，如肝脏、脾脏、胰腺等，故不利于直径小于 3 cm 的肾上腺肿瘤的暴露。因此，经腹腔途径机器人肾上腺手术多用于直径大于 3 cm 的肾上腺肿瘤。随着机器人设备的改进和经腹膜后途径机器人手术的发展，现在已有经腹膜后途径机器人肾上腺手术的相关报道。

经验表明，经腹膜后途径机器人肾上腺手术不但能处理直径大于 5 cm 的肾上腺肿瘤，在处理直径为 2～3 cm 的肾上腺肿瘤时也有优势。但由于空间的限制，其处理直径大于 10 cm 的肾上腺肿瘤仍然有一定困难。

（三）腹腔镜与机器人肾上腺手术的对比研究

（1）Bruhn 等研究发现，在选择合适的患者的情况下，机器人肾上腺手术与腹腔镜肾上腺手术能提供相似的结果，机器人肾上腺手术的操作更加精细，能提供更好的视觉效果。

（2）You 等对比了同一术者施行的机器人肾上腺手术和腹腔镜肾上腺手术的效果，结果显示：机器人肾上腺手术是肾上腺外科疾病的理想治疗选择，是除传统经腹腔途径腹腔镜肾上腺手术之外，安全有效的可选手术之一。

（3）Brandao 等进行了一项纳入 600 例肾上腺微创手术（277 例机器人肾上腺手术和323 例腹腔镜肾上腺手术）的 Meta 分析，结果表明，机器人肾上腺手术的手术时间和转开放手术的概率与腹腔镜肾上腺手术相似。但是，机器人肾上腺手术具有住院时间短、出血少、术后并发症发生率低等优点。

参 考 文 献

[1]　YOUNG J A,CHAPMAN W H H Ⅲ,KIM V B,et al. Robotic-assisted adrenalectomy for

adrenal incidentaloma：case and review of the technique[J]. Surg Laparosc Endosc Percutan Tech，2002，12(2)：126-130.

[2]　KUMAR R，HEMAL A K，MENON M. Robotic renal and adrenal surgery：present and future[J]. BJU Int，2005，96(3)：244-249.

[3]　WINTER J M，TALAMINI M A，STANFIELD C L，et al. Thirty robotic adrenalectomies：a single institution's experience[J]. Surg Endosc，2006，20(1)：119-124.

[4]　ROGERS C G，BLATT A M，MILES G E，et al. Concurrent robotic partial adrenalectomy and extra-adrenal pheochromocytoma resection in a pediatric patient with von Hippel-Lindau disease[J]. J Endourol，2008，22(7)：1501-1503.

[5]　PARK J S，LEE K Y，KIM J K，et al. The first laparoscopic resection of extra-adrenal pheochromocytoma using the da Vinci robotic system[J]. J Laparoendosc Adv Surg Tech A，2009，19(1)：63-65.

[6]　BRUHN A M，HYAMS E S，STIFELMAN M D. Laparoscopic and robotic assisted adrenal surgery[J]. Minerva Urol Nefrol，2010，62(3)：305-318.

[7]　GALVANI C，GORODNER M V，JOSEPH ESPAT N. Robotic-assisted resection of adrenal aldosteronoma[J]. Ann Surg Oncol，2011，18(2)：479-481.

[8]　AGCAOGLU O，ALIYEV S，KARABULUT K，et al. Robotic versus laparoscopic resection of large adrenal tumors[J]. Ann Surg Oncol，2012，19(7)：2288-2294.

[9]　YOU J Y，LEE H Y，SON G S，et al. Comparison of robotic adrenalectomy with traditional laparoscopic adrenalectomy with a lateral transperitoneal approach：a single-surgeon experience[J]. Int J Med Robot，2013，9(3)：345-350.

[10]　BRANDAO L F，AUTORINO R，ZARGAR H，et al. Robot-assisted laparoscopic adrenalectomy：step-by-step technique and comparative outcomes[J]. Eur Urol，2014，66(5)：898-905.

[11]　BRANDAO L F，AUTORINO R，LAYDNER H，et al. Robotic versus laparoscopic adrenalectomy：a systematic review and meta-analysis[J]. Eur Urol，2014，65(6)：1154-1161.

[12]　CRISAN N，NEICULESCU C，MATEI D V，et al. Robotic retroperitoneal approach—a new technique for the upper urinary tract and adrenal gland[J]. Int J Med Robot，2013，9(4)：492-496.

第三节　机器人根治性肾切除术

一、概况

肾癌是泌尿系统常见肿瘤，占成人恶性肿瘤的 2%～3%。肾癌在我国发病率呈逐年上升趋势，在 2008 年已经成为我国男性恶性肿瘤中发病率居第 10 位的肿瘤。肾癌手术治疗主要包括保留肾单位手术及根治性肾切除术，虽然保留肾单位手术的应用比例呈逐年升高趋势，但仍有相当一部分肾癌患者须行根治性肾切除术，其中包括肿瘤体积过大或部分中心型肿瘤无法行保留肾单位手术者等。

　　Clayman等于1991年首次报道了腹腔镜根治性肾切除术,此后腹腔镜技术迅速得到普及,腹腔镜根治性肾切除术成为治疗局限性肾癌的金标准($cT_{1\sim2}$期肾癌不适合行保留肾单位手术)。而机器人时代的到来,为肾癌的手术治疗提供了一种新的方向。机器人手术是一项新兴的微创外科技术,是微创外科发展史上的里程碑。相比于传统的腹腔镜手术,机器人手术的优势如下:具备高清晰度的手术视野、10~15倍的放大率、符合人视觉习惯的三维影像、7个自由度的机械臂。2005年Klingler等报道了首例机器人根治性肾切除术,此后相关报道也显示该术式是一种安全、有效、可靠的治疗手段,为肾癌患者提供了一种新的微创治疗选择。

二、适应证和禁忌证

(一)适应证

　　与开放手术相似,机器人根治性肾切除术适用于肿瘤局限于肾包膜内,无周围组织侵犯,无淋巴转移及静脉瘤栓的局限性肾癌患者(临床分期为$T_{1\sim2}$期),但应排除可行肾部分切除术的小肾癌患者。

(二)禁忌证

　　肿瘤突破肾周筋膜,或有同侧肾手术史、肾周感染史、腹腔内大手术史等患者是机器人根治性肾切除术的禁忌证。尽管肿瘤大小与手术难易程度有关,但其已不再被视为绝对受限条件,虽有部分T_3期肿瘤被成功切除的报道,但术者应慎重选择。

三、术前准备

　　术前实验室检查包括血常规、尿常规、大便常规、肾功能、肝功能、血电解质、血糖、血型等。影像学检查:行腹部CT检查、腹部MRI平扫和增强检查,以了解肿瘤的性质、位置、大小及范围,排除肾静脉和腔静脉癌栓,评估对侧肾功能(必要时行同位素肾图检查);行腹部B超或彩色多普勒超声、胸部CT检查,以了解有无转移性病灶。必要时行肾动脉CTA检查以了解血管变异情况。

　　手术日进手术室前,静脉内预防性应用抗生素。

四、体位和麻醉、机器人定泊和套管定位

　　患者的体位、麻醉,气腹的建立,穿刺套管的分布以及机器人手术系统的对接请参见本章第一节"上尿路机器人手术入路的建立"。

五、手术过程

　　(1)游离升(降)结肠和肝脏(脾脏)。

　　行右侧机器人根治性肾切除术时,在升结肠外侧打开侧腹膜(图1-3-1),下至髂窝水平,将升结肠推开,远离肾下极(图1-3-2),上至结肠肝曲;离断肝结肠韧带,必要时离断部分三角韧带和部分冠状韧带,用带自锁装置的持针器将肝脏抬起(图1-3-3);在肾周筋膜前层和结肠融合筋膜之间的少血管间隙平面游离,使升结肠和结肠肝曲依靠重力作用移向腹部中线;锐性分离下腔静脉和十二指肠降部融合筋膜之间的解剖间隙,将十二指肠推向内侧(图1-3-4)。通过上述游离操作,右侧肾脏和下腔静脉可充分显露(图1-3-5)。

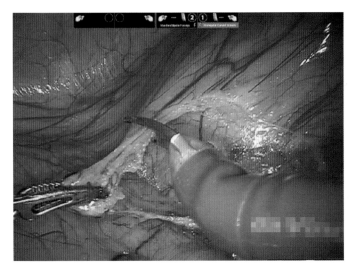

图 1-3-1　打开侧腹膜，游离升结肠

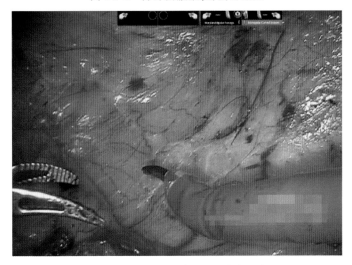

图 1-3-2　将升结肠推开，远离肾下极

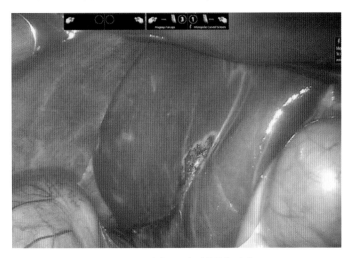

图 1-3-3　抬起肝脏，暴露肾上极

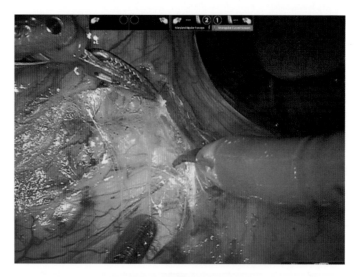

图 1-3-4　游离推开十二指肠

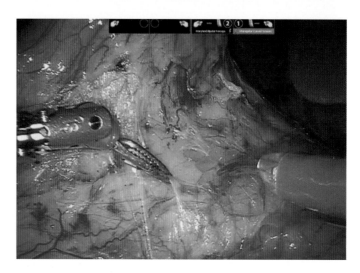

图 1-3-5　显露右侧肾脏

　　行左侧机器人根治性肾切除术时,沿 Toldt 线和降结肠肠管外侧缘之间打开侧腹膜(图
1-3-6),下至髂窝水平(图 1-3-7),上至脾脏外上缘(图 1-3-8)。离断脾肾韧带和脾结肠韧带
可使脾脏后坠,更好地显露肾上极。在肾周筋膜前层和结肠融合筋膜之间的少血管间隙平
面游离,将结肠推向内侧,使降结肠、胰尾和脾脏依靠重力作用移向腹部中线,显露左侧肾脏
(图 1-3-9)。

　　(2)找到腰大肌平面。

　　行右侧机器人根治性肾切除术时,在下腔静脉外侧分离,即可找到腰大肌平面(图
1-3-10),沿腰大肌平面的疏松无血管层面进一步扩展;行左侧机器人根治性肾切除术时,
由生殖静脉外侧向内侧分离,即可找到腰大肌平面(图 1-3-11),同样可沿腰大肌平面向周
围扩展。

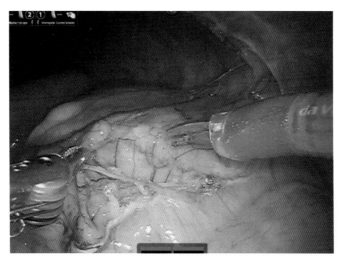

图 1-3-6　打开侧腹膜，游离降结肠

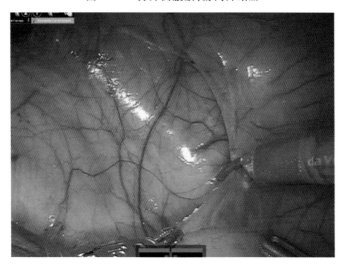

图 1-3-7　打开侧腹膜，下至髂窝水平

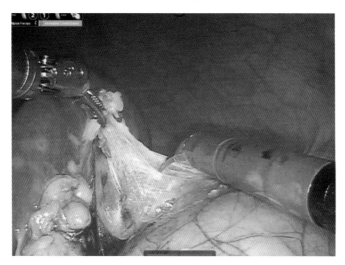

图 1-3-8　打开侧腹膜，上至脾脏外上缘

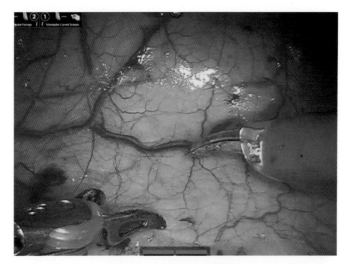

图 1-3-9　显露左侧肾脏

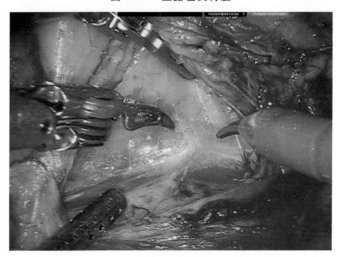

图 1-3-10　在下腔静脉外侧找到腰大肌平面

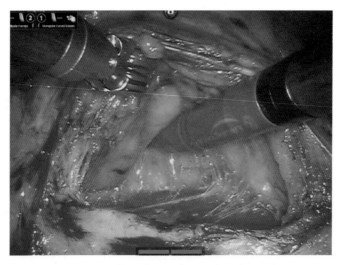

图 1-3-11　由生殖静脉外侧向内侧分离时找到腰大肌平面

（3）游离处理肾血管。

用 3 号机械臂的抓钳上提肾脏，肾门处保持一定的张力（图 1-3-12）。行右侧机器人根治性肾切除术时，打开下腔静脉的血管鞘，沿下腔静脉向肾门处游离可以很快找到右肾静脉（图 1-3-13），用双极钳电凝肾门处的淋巴管，并用电剪剪断。肾动脉通常位于肾静脉后方，将右肾动脉完全游离（图 1-3-14）。助手用 Hem-o-lok 夹夹闭右肾动脉（近心端 2 个、远心端 1 个）后将其切断（图 1-3-15），同法处理右肾静脉（图 1-3-16、图 1-3-17）。有时会有小的异位动脉，同法处理（图 1-3-18）。行左侧机器人根治性肾切除术时，沿生殖静脉往上游离，可直接找到左肾静脉（图 1-3-19），同法处理。

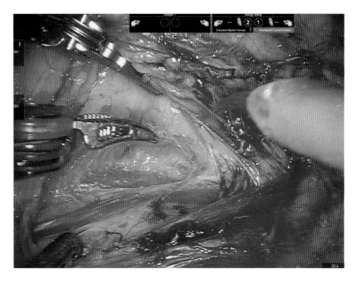

图 1-3-12　用 3 号机械臂的抓钳上提肾脏，肾门处保持一定的张力

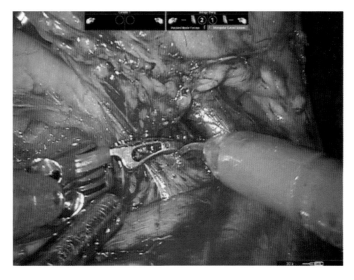

图 1-3-13　显露右肾静脉

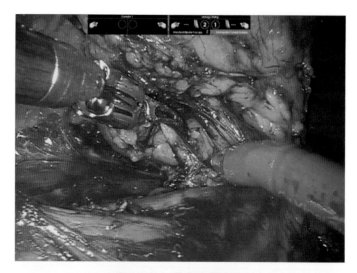

图 1-3-14　游离右肾动脉

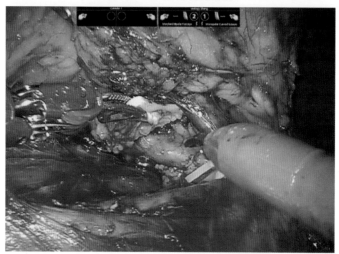

图 1-3-15　用 Hem-o-lok 夹夹闭右肾动脉后将其切断

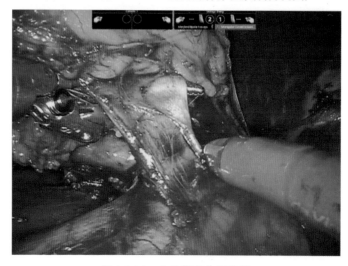

图 1-3-16　充分游离右肾静脉

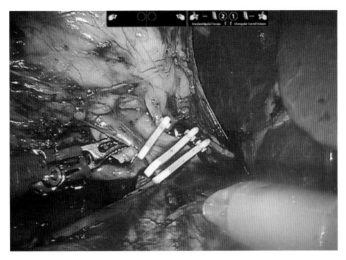

图 1-3-17　用 Hem-o-lok 夹夹闭右肾静脉

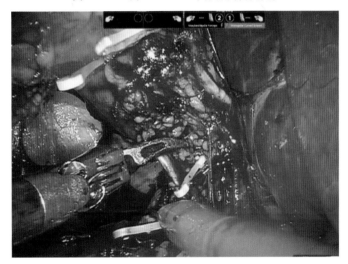

图 1-3-18　用 Hem-o-lok 夹夹闭异位动脉

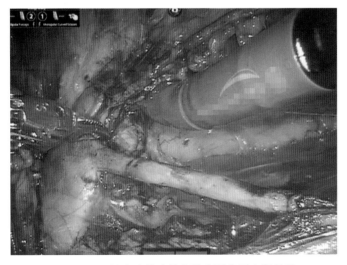

图 1-3-19　沿生殖静脉往上游离可找到左肾静脉

（4）处理肾上极，保留肾上腺。

继续游离肾上极及肾上腺内侧，右侧沿下腔静脉向上游离，左侧沿腹主动脉外侧向上游离。在肾上腺外侧缘游离肾上极，周围脂肪组织中有肾上腺滋养血管，可用双极钳电凝处理后剪断，或用 Hem-o-lok 夹夹闭后离断，保留肾上腺（图 1-3-20）。如肿瘤位于肾上极，或术前影像学检查明确肿瘤已侵犯肾上腺，应同时切除肾上腺。

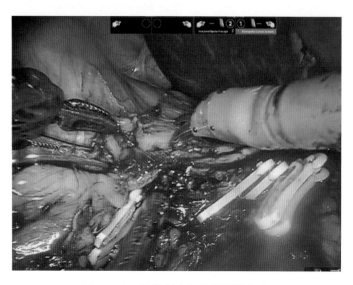

图 1-3-20   游离肾上极并保留肾上腺

（5）离断输尿管，游离肾下极和肾脏背侧。

在肾下极找到输尿管，用 Hem-o-lok 夹夹闭输尿管后将其切断（图 1-3-21）。然后抬起肾下极，在肾周筋膜外钝性、锐性相结合游离肾脏背侧（图 1-3-22），一直到肝下，完整切除肾脏。

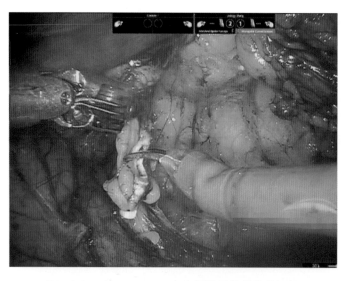

图 1-3-21   用 Hem-o-lok 夹夹闭输尿管后将其切断

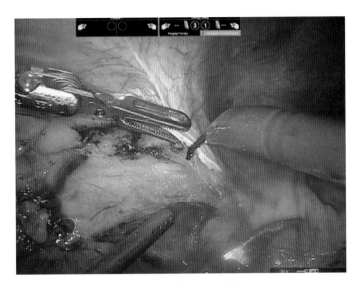

图 1-3-22　游离肾脏背侧

（6）取出肾脏。

降低气腹压力，检查创面，仔细止血。将肾脏放入自制标本袋内，根据肾脏大小，做下腹正中合适切口，将肾脏标本完整取出。留置引流管，缝合各切口。

六、术后处理

待患者麻醉清醒后拔除胃管和导尿管。术后常规应用抗生素。注意观察腹膜后引流液的颜色、引流量，24 h 引流量小于 50 mL 时拔除引流管。

七、并发症及其防治

1. 出血　通常由肾静脉、肾上腺静脉或分支血管损伤引起，也可发生于内脏损伤（脾脏、肝脏、肠或大网膜损伤）及肠系膜上动脉、主动脉和下腔静脉损伤时。肠系膜上动脉损伤罕见，但会导致严重的并发症甚至导致患者死亡。肠系膜上动脉与左肾动脉距离在 1 cm 内，目前已有左侧机器人根治性肾切除术中肠系膜上动脉受损的报道。研究者认为，过于靠中线解剖左侧肾门和肾上腺会增加肠系膜上动脉损伤的风险。主动脉损伤罕见，一旦发生，则应尽快中转为开放手术抢救患者。下腔静脉较少发生损伤。在游离右肾静脉时过度牵拉可损伤下腔静脉。静脉性出血时，可借助吸引器将积血吸除，找到出血点，予以电凝，用钛夹或 Hem-o-lok 夹夹闭，甚至缝合修补，切勿胡乱钳夹或急于中转为开放手术。动脉性出血的后果常比较严重，一旦发生，处理非常棘手，常需及时中转为开放手术。

2. 邻近脏器损伤　常见于初学者施行的手术中。术中可发生胸膜、十二指肠、胰尾、结肠、肝脏及脾脏损伤等，常发生于粘连严重的病例。使用电灼设备时产生的热损伤会导致立即或迟发型肠道穿孔，此种并发症的预防措施：术者在手术中提高警惕，仔细分离，熟悉解剖结构，以避免热损伤。

3. 术后并发症　包括伤口感染、气胸和切口疝等，要求及时发现并做对症处理。发生伤口感染时应加强抗感染治疗，必要时切开引流；气胸发生时行胸腔闭式引流；发生切口疝时行修补手术。

八、技术现状及展望

(一)机器人手术优势

机器人手术除具有微创手术的特点外,尚具有腹腔镜手术所不具备的优势,包括手术稳定性高、操作更加精细、可节约人力成本。另外,机器人手术具备智能化特点,可实现手术远程遥控。

(二)机器人手术不足

机器人机械臂无触觉及张力反馈装置,手术费用昂贵,操作系统尚不够完善。机器人手术系统体积庞大,术前安装时间较长。

(三)可行性及安全性

机器人手术不具备机器人膀胱、前列腺等盆腔手术的优势,其在根治性肾切除术中应用较少,缺乏大宗病例报道及随访。目前局限性肾癌(c$T_{1\sim2}$期、不适合行保留肾单位手术的肾癌)首选腹腔镜根治性肾切除术,而机器人根治性肾切除术可作为一种补充治疗手段。现有资料显示,机器人根治性肾切除术安全、可靠。目前,制约机器人根治性肾切除术广泛开展的主要因素是其高昂的费用,将来如果机器人手术费用大幅度降低,机器人根治性肾切除术就会得到更多的应用。

(四)手术途径选择

目前机器人根治性肾切除术主要采用经腹腔途径,该术式具有视野清晰、解剖关系清楚、操作空间大等优势,具体手术步骤与经腹腔途径腹腔镜根治性肾切除术基本相同。开展机器人根治性肾切除术初期应首选经腹腔途径,手术步骤直观清楚,易于上手,手术的安全性及成功率都有保障。经过一段时间的经验积累,在熟悉机器人手术操作特点后,术者如具备经腹膜后途径腹腔镜肾脏手术经验,经腹膜后途径同样可以完成机器人根治性肾切除术。

(五)处理肾动、静脉

机器人根治性肾切除术的关键点是处理肾动、静脉。处理肾动、静脉前应保持视野清晰,使升结肠(右)或降结肠(左)移向腹部中线,以避免肠道在视野内干扰手术操作。如直接寻找肾血管存在困难,可先在肾下极内侧寻找输尿管,此处输尿管应位于生殖静脉后方,而生殖静脉在肾下极内下方很容易被发现,生殖静脉与腹主动脉或下腔静脉平行走行,左侧汇入左肾静脉,右侧汇入下腔静脉。在生殖静脉后方可发现输尿管,用双极钳挑起输尿管,沿输尿管内侧向肾门处游离即可发现肾静脉。打开肾静脉表面脂肪组织。肾动脉通常位于肾静脉后上方。继续用双极钳挑起肾脏,使肾动、静脉保持一定张力,在肾静脉后上方游离出肾动脉。术前影像学检查应明确肾动脉是单支还是双支,处理原则为先结扎、切断肾动脉,再处理肾静脉。在结扎肾静脉前务必先结扎、切断所有肾动脉。

(六)与腹腔镜手术相比机器人根治性肾切除术的优势

机器人的机械臂可以向上牵拉肾脏,充分暴露肾门处血管,有助于肾门处血管的解剖游离,也有助于精准地结扎肾蒂血管;机器人专用手术器械具有多个活动度,对常规腹腔镜器械难以处理的部位,可以更精准、轻松地进行游离、缝合等操作;通过开展机器人根治性肾切除术,可以训练医生的机器人操作技能,使其机器人手术经验更丰富,为开展复杂的泌尿外科手术做好准备,进而缩短学习曲线。

（七）肾部分切除术指征

目前肾部分切除术的指征有逐渐放宽趋势，直径 7 cm 以上肾肿瘤也有做肾部分切除术的报道。随着机器人肾部分切除术在复杂病例（包括直径 7 cm 以上肾肿瘤病例）中应用增多，部分患者会因术中并发症、术中操作过于困难、热缺血时间过长等中转为根治性肾切除术，因此，行机器人根治性肾切除术的病例数量也有进一步增加的可能。

（八）机器人手术在肾癌伴下腔静脉癌栓病例中的应用

肾癌伴下腔静脉癌栓手术极具挑战性。目前肾癌伴下腔静脉癌栓的治疗多采用开放手术，也有一些术者利用腹腔镜手术治疗肾癌伴下腔静脉癌栓，但报道例数并不多，且大多数术者采用腹腔镜手术切除肾脏，而下腔静脉取栓仍用开放手术或在开放手术辅助下完成。也有术者完全采用腹腔镜完成手术，但仅局限于下腔静脉癌栓较短的情况。2011 年 Abaza 首次报道了 5 例机器人右肾根治性切除合并下腔静脉癌栓取出术，其中一些病例的下腔静脉癌栓较长。术者前期详细报道了机器人辅助腹腔镜治疗肾癌合并 I～Ⅳ 级下腔静脉癌栓的手术方法，手术结果令人满意，证明机器人根治性肾切除合并下腔静脉癌栓取出术安全可行。由于完全在腹腔镜下完成下腔静脉癌栓取出术难度极高，机器人手术在这一领域具有极其广阔的应用前景。尽管利用机器人手术系统开展此类手术安全可行，但开展之前，术者应做好相应技术储备并具备娴熟的机器人手术技术及技巧，同时应做好紧急情况发生时的处理预案。

（九）展望

目前认为，机器人根治性肾切除术治疗局限性肾癌是一种可行、安全、有效的手段，但与标准腹腔镜根治性肾切除术相比，机器人根治性肾切除术并不具备明显优势，未来机器人根治性肾切除术可能主要应用于一些目前仍以开放手术为主的复杂肾癌病例（如肾癌伴下腔静脉癌栓病例）的治疗。

参 考 文 献

[1] KLINGLER D W，HEMSTREET G P，BALAJI K C. Feasibility of robotic radical nephrectomy—initial results of single-institution pilot study[J]. Urology，2005，65 (6)：1086-1089.

[2] ROGERS C，LAUNGANI R，KRANE L S，et al. Robotic nephrectomy for the treatment of benign and malignant disease[J]. BJU Int，2008，102(11)：1660-1665.

[3] 孙博，董隽，祖强，等. 单中心机器人辅助腹腔镜根治性肾切除术 52 例临床分析[J]. 微创泌尿外科杂志，2014，3(6)：321-324.

[4] DOGRA P N，ABROL N，SINGH P，et al. Outcomes following robotic radical nephrectomy：a single-center experience[J]. Urol Int，2012，89(1)：78-82.

[5] CLAYMAN R V，KAVOUSSI L R，SOPER N J，et al. Laparoscopic nephrectomy[J]. N Engl J Med，1991，324(19)：1370-1371.

[6] KATES M，BALL M W，PATEL H D，et al. The financial impact of robotic technology for partial and radical nephrectomy[J]. J Endourol，2015，29(3)：317-322.

[7] ASIMAKOPOULOS A D，MIANO R，ANNINO F，et al. Robotic radical nephrectomy for renal cell carcinoma：a systematic review[J]. BMC Urol，2014，14：75.

[8] JAIN S，GAUTAM G. Robotics in urologic oncology[J]. J Minim Access Surg，2015，

11(1):40-44.

[9]　KHENE Z E,PEYRONNET B,MATHIEU R,et al. Analysis of the impact of adherent perirenal fat on peri-operative outcomes of robotic partial nephrectomy[J]. World J Urol,2015,33(11):1801-1806.

[10]　KAUL S,MENON M. Robotics in laparoscopic urology[J]. Minim Invasive Ther Allied Technol,2005,14(2):62-70.

[11]　MURPHY D,CHALLACOMBE B,OLSBURGH J,et al. Ablative and reconstructive robotic-assisted laparoscopic renal surgery[J]. Int J Clin Pract,2008, 62(11):1703-1708.

[12]　NAZEMI T,GALICH A,STERRETT S,et al. Radical nephrectomy performed by open,laparoscopy with or without hand-assistance or robotic methods by the same surgeon produces comparable perioperative results[J]. Int Braz J Urol,2006,32(1): 15-22.

[13]　BALL M W,GORIN M A,JAYRAM G,et al. Robot-assisted radical nephrectomy with inferior vena cava tumor thrombectomy:technique and initial outcomes[J]. Can J Urol,2015,22(1):7666-7670.

[14]　张旭.泌尿外科腹腔镜手术学[M].北京:人民卫生出版社,2008.

[15]　黄健,李逊.微创泌尿外科学[M].武汉:湖北科学技术出版社,2005.

[16]　马潞林.泌尿外科微创手术学[M].2版.北京:人民卫生出版社,2013.

第四节　机器人肾输尿管全长切除术

一、概况

肾盂癌和输尿管癌是肾盂、输尿管被覆上皮来源的恶性肿瘤。尿路系统从上到下包括肾盂、肾盏、输尿管、膀胱及尿道,输尿管与膀胱交界处以上称为上尿路,膀胱和尿道称为下尿路。因此,发生在肾盂、输尿管的肿瘤称为上尿路肿瘤。在上尿路肿瘤中以肾盂或输尿管尿路上皮细胞癌(简称为肾盂或输尿管癌)最为常见,约占所有上尿路上皮肿瘤的95%。因此,通常所说的上尿路上皮肿瘤往往就是指肾盂或输尿管癌。肾盂和输尿管分属两个器官,但这两个器官所发生的肿瘤在病因学、临床表现、诊断以及治疗方面相似,可以分别发生,也可以同时或相继发生。

由于上尿路与下尿路器官的基本解剖结构、周围环境极其相似,因此,上尿路上皮癌的生物学特点与膀胱癌大致相同,但具有自身的一些特点。与膀胱癌的高发病率相比,上尿路上皮癌相对少见。对于上尿路上皮癌患者,往往难以采用局部治疗方法,通常会切除一侧的肾脏、全长输尿管以及输尿管开口周围的部分膀胱。

肾盂癌和输尿管癌较为罕见,两者约占泌尿系统肿瘤的10%,相较于肾癌,其恶性度较高。肾盂癌和输尿管癌高发年龄段为60~70岁。男性多于女性,男、女性患者比例为(2~3):1。发病部位左、右侧无明显差异,两侧可同时发生,由于肾盂壁薄,周围有丰富的淋巴组织,肿瘤细胞容易向腹主动脉旁及颈部淋巴结转移。肿瘤细胞经血液循环主要转移至肺脏、肝脏及骨骼。肾盂癌和输尿管癌与职业性芳香胺类物质接触史密切相关。色氨酸代谢紊乱、长期吸烟及服用非那西丁类药物者,肾盂癌发病率明显增高。

肾输尿管全长切除术是泌尿外科的一种手术,又称为肾输尿管全切除术,根治性肾输尿管全切除术,肾、输尿管全切除术。该术式适用于上尿路上皮癌患者。另外,该术式还可用于治疗结核性肾脓肿。

上尿路上皮癌的标准术式指肾输尿管全长切除术和包括输尿管开口部位在内的膀胱袖套样切除术,机器人及腹腔镜手术同样采用这些术式。继腹腔镜手术广泛用于治疗上尿路上皮癌后,机器人手术为之提供了一种新的治疗选择。相比于传统的腹腔镜手术,机器人手术具备高清晰度的手术视野、10～15 倍的放大率、符合人视觉习惯的三维影像、7 个自由度的机械臂。相关报道显示,它是一种安全、有效、可靠的治疗手段。

二、适应证和禁忌证

(一)适应证

源于肾盂或输尿管的尿路上皮癌。

(二)禁忌证

绝对禁忌证为凝血功能障碍或其他原因不能耐受手术者,如严重贫血、双肾严重恶性肿瘤、合并氮质血症者。相对禁忌证为既往有经腹膜后途径或经腹腔途径手术史,或慢性感染(如同时合并黄色肉芽肿性肾盂肾炎、肾结核等)等致患肾与周围组织粘连严重者。

三、术前准备

(一)术前检查及评估

机器人肾输尿管全长切除术的术前评估如下。

(1)病历记录和体格检查。

(2)实验室检查:全血细胞计数、肾功能、肝功能、凝血功能、血电解质、血糖、交叉配血、尿常规、大便常规、尿脱落细胞学检查。对于感染性病例,要求行尿液培养和药物敏感试验。

(3)心电图、胸部 X 线检查。

(4)根据适应证要求,进行特殊影像学检查。

①静脉尿路造影。②肾 CT 四期扫描是评估受累肾脏和对侧肾脏的关键,以提供有关患肾或输尿管肿瘤的位置、大小、形态及范围,血管解剖、周围器官受累和可能的淋巴转移信息。同时了解对侧肾脏功能。③胸部、腹部、盆腔 CT 用于远处器官转移分期。④当 CT 检查结果不明确时,需要进行 MRI 检查。⑤必要时行逆行肾盂造影和输尿管镜活检。

(5)尿液细胞学检查。近几年尿脱落细胞的荧光原位杂交(FISH)检查是在基因水平进行的一种无创的早期诊断技术,特异性很高,可达 95% 以上(肿瘤细胞基因组学的改变要早于细胞形态学上的改变),影响因素较少,但敏感性稍低。结合输尿管镜和窄带成像技术,可早期发现尿路上皮癌。

(二)患者准备

在讨论可能出现的并发症时,应获得患者知情同意。必须征得患者同意才能转为开放手术。手术前必须停用抗凝药。患者在手术前禁食 6 h。经腹膜后途径的机器人手术患者不需要进行肠道准备。全身麻醉诱导期间预防性使用抗生素。静脉注射头孢唑林 1 g 通常可为非过敏患者提供足够的抗感染保护。术前应用气动加压长袜预防深静脉血栓形成。

四、体位和麻醉

1. 体位　患者先取截石位,经尿道袖套样切除输尿管开口部位的膀胱壁,后将截石位改为 60°~70°健侧卧位,行机器人肾输尿管全长切除术。

2. 麻醉　采用气管插管全身麻醉或静脉复合全身麻醉。

五、机器人定泊和套管定位

套管的放置类似于经腹膜后途径机器人根治性肾切除术,但稍做调整以满足输尿管远端剥离的要求。患者取 60°~70°健侧卧位,两侧肢体伸展,靠胶垫支撑。经脐穿刺建立气腹。镜头孔套管插入脐平面腹直肌外缘。其他机械臂套管在直视下插入。将第一个 8 mm 机器人套管插入镜头孔套管上方 8~10 cm 处,将第二个 8 mm 机器人套管插入镜头孔套管距离腋前线 8~10 cm 处,从第一个 8 mm 机器人套管到镜头孔套管的连线和从镜头孔套管到第二个 8 mm 机器人套管的连线之间形成 100°角。这个角度不是 120°,以避免在解剖远端输尿管时第二个和第三个 8 mm 机器人套管对接的机械臂之间发生碰撞。第三个 8 mm 机器人套管被插入镜头孔套管下方 8~10 cm 处。机器人肾输尿管全长切除术的第一个辅助操作套管位于镜头孔套管和脐上第一个 8 mm 机器人套管之间的中点在腹正中线上的投影处。用于分离远端输尿管的第二个辅助操作套管位于镜头孔套管和脐下第三个 8 mm 机器人套管之间的中点在腹正中线上的投影处。对于右侧肿瘤,在剑突正下方插入额外的 5 mm 套管,用于抬举肝脏。为节省时间,有时可不用 3 号机械臂。

六、手术过程

(一)经尿道袖套样切除输尿管开口部位的膀胱壁

(1)患者取截石位,经尿道置入膀胱镜,检查膀胱内有无肿瘤性病变,若合并膀胱肿瘤,需先行膀胱肿瘤电切术。

(2)行患侧输尿管逆行插管,留置 5F 输尿管导管(图 1-4-1)进行膀胱镜检查。将一根

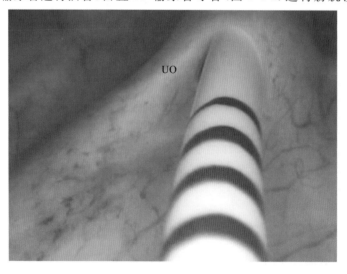

UO—输尿管开口

图 1-4-1　患侧留置 5F 输尿管导管

5F 输尿管导管插入受影响的输尿管中,距输尿管开口约 1 cm,在输尿管开口处环形切开输尿管壁内段(图 1-4-2)。先切开输尿管开口内侧的膀胱壁。需切开膀胱全层,直至看到膀胱外脂肪(图 1-4-3)。再切开输尿管开口外侧的膀胱壁,继而切开输尿管开口的远侧,最后切开输尿管开口的近侧。

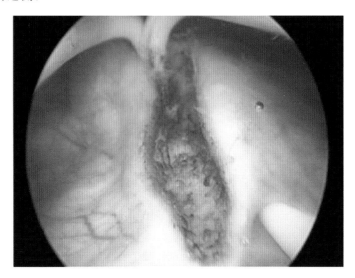

图 1-4-2 输尿管开口处环形切开输尿管壁内段

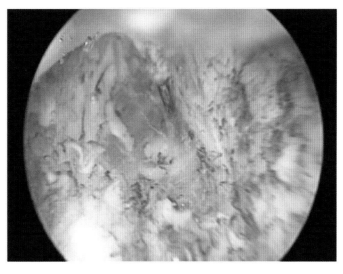

图 1-4-3 切开膀胱全层,直至看到膀胱外脂肪

(3)用电极将游离的输尿管壁内段向外推(图 1-4-4)。保留输尿管导管,撤出电切镜,插入双腔导尿管,并与留置的输尿管导管固定在一起。

(二)机器人肾输尿管全长切除术

(1)肾切除:肾切除操作与经腹腔途径机器人根治性肾切除术相似。游离升(降)结肠和肝脏(脾脏)。行右侧肾切除术时在升结肠外侧沿 Toldt 线打开侧腹膜,下至髂窝水平,将升结肠推开,远离肾下极,上至结肠肝曲。离断肝结肠韧带,必要时离断部分三角韧带和部分冠状韧带。分离下腔静脉和十二指肠降部,将十二指肠推向内侧,显露肾脏和下腔静脉。

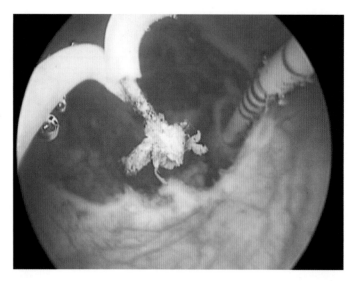

图 1-4-4　将游离的输尿管壁内段向外推

行左侧肾切除术时,沿 Toldt 线打开侧腹膜,离断脾肾韧带和脾结肠韧带,显露肾上极。在肾周筋膜前层和结肠融合筋膜之间,将结肠推向内侧(图 1-4-5),使降结肠、胰尾和脾脏移向腹部中线,显露肾脏。肾下极易被识别和解剖。肾下极向上回缩,可以辨认生殖静脉、输尿管和腰大肌。

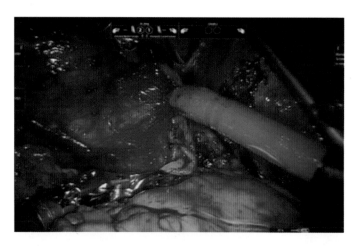

图 1-4-5　切开 Toldt 线,并使结肠内移

(2)寻找并结扎输尿管:在确定肾门之前,清除肾旁脂肪,先在肾下极近端解剖输尿管。在髂血管平面沿腰大肌表面向深处寻找输尿管,在输尿管远端用 Hem-o-lok 夹于肿瘤水平以下结扎(图 1-4-6),阻断尿液的引流。

(3)对肾动、静脉进行识别、解剖,用 Hem-o-lok 夹结扎和分割(图 1-4-7)。将肾脏从周围的附着物中移开。继而切除肾脏,手术步骤同机器人根治性肾切除术。

(4)输尿管下段切除:游离并切除全长输尿管,机器人手术系统将重新对接。从镜头孔套管到第二个机器人套管和第三个机器人套管之间的中点的假想线将作为机器人手术系统对接的参考轴。1 号机械臂与第二个机器人套管对接;2 号机械臂与第三个机器人套管对接。未使用 3 号机械臂。对输尿管远端进行轻柔的解剖,以防止损伤髂血管。切开输尿管远端,直到切

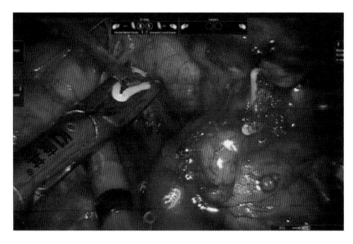

图 1-4-6　在输尿管远端用 Hem-o-lok 夹于肿瘤水平以下结扎

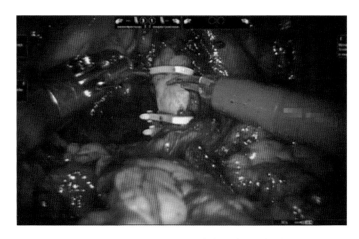

图 1-4-7　用 Hem-o-lok 夹夹闭肾动、静脉

除的输尿管远端可见为止。在切开过程中保留膀胱上动脉。用分离钳牵拉并分离末端输尿管,拉动输尿管以活动壁内段和膀胱袖(图 1-4-8)。将袖套样输尿管壁内段完整拉出。

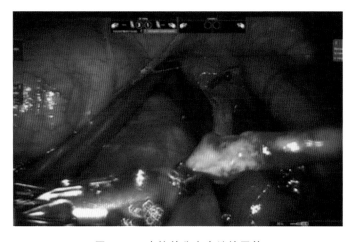

图 1-4-8　牵拉并分离末端输尿管

如果不是通过腔内泌尿系统手术切开输尿管开口,则用无菌水扩张膀胱;将输尿管壁内段从膀胱逼尿肌中切开,然后将输尿管开口周围黏膜环形切开,膀胱缺损处用可吸收缝合线连续缝合封闭。用无菌水扩张膀胱以评估膀胱封闭的完整性。

(5) 将切除的输尿管标本放入标本袋中,扩大肋脊角切口,标本可以通过最远端的套管完整取出。检查手术视野有无活动性出血,经套管于肾窝内留置橡皮引流管一根,缝合各切口。机器人手术系统脱离对接。

七、术后处理

患者术后第 2 天开始进流质饮食,并逐渐向正常饮食过渡。大多数患者直到术后第 2 天或第 3 天才有活跃的排便和排气。术后常规行非肠道抗生素治疗。观察引流管引流量及引流液性质,24 h 引流量少于 10 mL 时拔除引流管。鼓励患者在术后第 1 天进行活动。术后保持导尿管引流通畅,不做持续膀胱冲洗,术后一周拔除导尿管。

八、并发症及其防治

(1) 出血、邻近脏器损伤以及感染等并发症的预防处理原则类似于机器人根治性肾切除术。除此之外,在处理盆腔段输尿管时需要小心地从髂动脉和盆腔器官上进行解剖游离。

(2) 术后膀胱切口尿漏:特别是经尿道电切输尿管开口的患者,术后膀胱功能不全,尿漏较多见。常通过保守的管理措施来解决。术后要严密观察导尿管每天引流的尿量,若发现尿量减少,或有血尿,怀疑导尿管堵塞,可用少量生理盐水冲洗导尿管,吸尽膀胱内积血块,保持导尿管引流通畅,适当延长腹膜后引流管引流时间。

九、注意事项

(1) 应遵循肿瘤外科的无瘤原则,在游离切除患肾前,首先游离输尿管,在肿瘤下方以钛夹或 Hem-o-lok 夹夹闭阻断尿流,避免尿源性肿瘤种植。考虑到术后不能立即进行膀胱内化疗,这一操作很重要。

(2) 游离盆腔段输尿管时,注意输尿管与邻近脏器和血管的毗邻关系,勿损伤髂血管及膀胱上动脉;对于女性患者,术中在游离盆腔段输尿管时,应尽量避开子宫动脉,以免损伤后引起出血,必要时予以结扎。

十、技术现状及展望

(一) 输尿管末端及膀胱袖套样切除方法的选择

输尿管开口部位膀胱壁的完整切除可使术后复发率降低,目前有多种方法可采用,各有优缺点和相应的适应证及禁忌证(表 1-4-1)。

表 1-4-1　输尿管末端及膀胱袖套样切除方法的选择

手术方法	适应证	禁忌证
经尿道电切法	肾盂肿瘤	既往有盆腔肿瘤放射治疗史;肿瘤生长在输尿管远端或壁内段;输尿管原位癌或输尿管下段非浸润性癌;合并膀胱过度活动症者

续表

手术方法	适应证	禁忌证
经尿道套叠式切除法	肾盂肿瘤	发生于输尿管任何部位的肿瘤；膀胱原位癌或上尿路原位癌；合并膀胱过度活动症者
腹腔镜下应用直线切割闭合器切除法	肾盂或输尿管中上段的肿瘤	肿瘤生长在输尿管远端或壁内段；肿瘤位于输尿管开口周围的膀胱壁者
经膀胱的腹腔镜切除法	肾盂或输尿管中上段的肿瘤，以及虽然位于输尿管远端但非壁内段的肿瘤	输尿管壁内段肿瘤；合并膀胱过度活动症者
开放经膀胱切除法	任何上尿路上皮癌；输尿管末端或壁内段的肿瘤、远端浸润性肿瘤	无
开放经膀胱外切除法	肾盂及输尿管各段肿瘤；输尿管末端肿瘤或原位癌	输尿管壁内段浸润性肿瘤；肿瘤发生在输尿管开口周围的膀胱壁、未予以治疗者

（二）机器人手术优势

机器人手术具有微创手术的特点，稳定性高，操作更加精细，可节约人力成本；具备智能化特点，可实现手术远程遥控。

经膀胱外切除输尿管远端和输尿管开口是机器人辅助腹腔镜肾输尿管全长切除术（RALNU）中最具挑战性的项目。根治性肾切除术的套管配置与机器人手术系统对接方式可能不是切除输尿管下段和输尿管开口的最佳选择。可能需要额外的套管与机器人手术系统重新对接。与达芬奇 Si 系统相比，达芬奇 Xi 系统配备了架空机械臂结构，便于从几乎任何位置进行解剖探查。此外，摄像机可以放入任何机器人套管中。然而，达芬奇 Xi 系统中机器人机械臂轴距较长，可能会导致助手与患者的距离更远。此外，还有一种技术被报道，该技术名为单对接 RALNU。与再对接 RALNU 相比，单对接 RALNU 具有手术时间短的优点，而且据报道其是安全的。

近年来，RALNU 的使用率增高了一倍。RALNU 具有较高的淋巴结清扫率和较低的手术切缘阳性率。与开放的肾输尿管全长切除术相比，RALNU 显示出更好的围手术期结果和可比的长期肿瘤学结果。然而，来自 RALNU 的数据仍然有限，这导致了不确定的结果较多。

（三）机器人手术不足

机器人机械臂无触觉及张力反馈装置，手术费用昂贵，操作系统尚不够完善，还存在手术系统体积较大、术前安装时间较长等不足。

（四）可行性及安全性

随着机器人手术的不断开展及基础、临床研究的深入，机器人手术技术愈加成熟，自2001 年机器人手术系统首次应用于泌尿外科手术以来，RALNU 已成为上尿路上皮癌开腹手术或腹腔镜手术的可替代选择。机器人手术系统及其多角度腔内关节腕机械系统使RALNU 具有潜在的优势，特别是在输尿管下段隔离和膀胱关闭方面。文献中描述了多种RALNU，其中一些涉及患者的重新定位和机器人手术系统的重新对接。随着达芬奇机器人手术系统的改进,RALNU 可能比以前的可行性更高。

参 考 文 献

［1］ 陈晶,梁朝朝,周骏,等.达芬奇机器人辅助腹腔镜泌尿外科手术 500 例回顾性分析
［J］.微创泌尿外科杂志,2018,7(2):77-82.

［2］ 张雷,姚林,李学松,等.经腹腹腔镜肾切除手术的肾蒂处理技术:单一术者 191 例经验
总结［J］.北京大学学报(医学版),2014,46(4):537-540.

［3］ 洪宝发,王晓雄,肖序仁.肾输尿管全长切除术治疗肾盂输尿管癌(附 39 例报告)［J］.
中华泌尿外科杂志,2000,21(6):334.

［4］ RANÉ A. Laparoscopic management of symptomatic simple renal cysts［J］. Int Urol
Nephrol,2004,36(1):5-9.

［5］ HEMAL A K. Laparoscopic management of renal cystic disease［J］. Urol Clin North
Am,2001,28(1):115-126.

［6］ DARWICHE F, SWAIN S, KALLINGAL G, et al. Operative technique and early
experience for robotic-assisted laparoscopic nephroureterectomy(RALNU) using da
Vinci Xi［J］. Springerplus,2015,4:298.

［7］ LAI W R, LEE B R. Techniques to resect the distal ureter in robotic/laparoscopic
nephroureterectomy［J］. Asian J Urol,2016,3(3):120-125.

第五节　机器人肾部分切除术

一、概况

肾细胞癌(RCC)是泌尿系统肿瘤中致命的恶性肿瘤之一,RCC 约占所有癌症的 3%,西方国家发病率较高。病因包括吸烟、肥胖、高血压、糖尿病等。患者的一级亲属发生 RCC 的风险也会增加。其他一些因素也被认为与 RCC 的发病相关,包括特定的饮食习惯和职业中接触特定致癌物,但文献中没有定论。适量饮酒似乎有保护作用,原因尚不清楚。任何体育活动似乎都有较小的保护作用。较有效的预防措施是避免吸烟和减少肥胖。

RCC 是肾内最常见的实体病变,约占所有肾脏恶性肿瘤的 90%。不同的 RCC 亚型,具有特定的组织病理学和遗传特征。男性与女性之比为 1.5∶1,发病高峰在 60～70 岁。RCC 主要有三种类型:透明细胞癌(ccRCC)、乳头状细胞癌(pRCC-Ⅰ型和 pRCC-Ⅱ型)和嫌色细胞癌(chRCC)。

一项评估 1987—1998 年接受治疗的患者的研究显示,ccRCC 中 TNM Ⅰ期、Ⅱ期、Ⅲ期和Ⅳ期的 5 年肿瘤特异性生存率(CSS)分别为 91%、74%、67%和 32%。由于超声检查和计算机体层摄影(CT)的普遍使用,RCC 的发病率在过去几十年里有所增高。在诊断时,这些肿瘤大多处于较早的临床分期阶段,可以在不影响肿瘤结果的情况下保留肾功能。根据 2020 年欧洲泌尿外科协会指南,除急性肾血管平滑肌脂肪瘤外,绝大多数经放射学评估无法与 RCC 鉴别的肾肿瘤应视作 RCC 进行治疗。

多项研究表明，对于局限性 RCC，肾部分切除术组与根治性肾切除术组之间的严重不良事件发生率、CSS 和复发时间相似，但肾部分切除术组有更高的生活质量、更好的肾功能保护，心血管事件发生率更低，全因死亡率更低，是 T_1 期 RCC 患者的首选手术方式。本节主要对机器人肾部分切除术（RPN）的相关内容进行介绍。

二、适应证和禁忌证

（一）适应证

RPN 的适应证与腹腔镜及开放肾部分切除术相似。RPN 的绝对适应证包括孤立肾肿瘤、双肾肿瘤，或单侧肿瘤伴对侧肾功能不良或无功能的患者。RPN 的相对适应证包括遗传性肾癌，因糖尿病、高血压或肾血管病导致肾脏损害高风险的患者。单发、体积小（直径＜4 cm）、浅表性、外生性肾肿瘤的患者首选肾部分切除术。

（二）禁忌证

肾肿瘤伴局部或远处转移，肾静脉血栓栓塞，或多发肾肿瘤患者，被认为是 RPN 的绝对禁忌证。相对禁忌证包括同侧肾脏有手术史或有潜在出血风险的患者。

在入路选择方面，据经验，对于腹侧或下极肾肿瘤，建议采用经腹腔途径；对于后外侧、上极肾肿瘤及有严重腹内粘连的患者，建议采用经腹膜后途径。对于熟练的外科医生而言，经腹腔或腹膜后途径手术都没有绝对禁忌证。

三、术前准备

（一）术前评估

术前评估包括采集病史，进行体格检查、影像学检查和实验室检查。实验室检查包括全血细胞计数、肾功能、肝功能、血糖、凝血功能和尿常规检查等。影像学检查包括腹部超声或彩色多普勒超声、胸部 X 线检查、双肾增强 CT 检查等。

（二）患者准备

必须警告患者转行开放手术和行根治性肾切除术的潜在风险。在获得知情同意的同时，应讨论可能出现的并发症。手术前必须停用抗凝药物。手术前患者需要禁食 6 h。经腹膜后途径手术者通常不需要做肠道准备。诱导全身麻醉时，在诱导过程中预防性使用抗生素。术前应用气动加压长裤预防深静脉血栓形成。行经腹腔途径机器人肾部分切除术（TPRPN）前插入鼻胃管，行经腹膜后途径机器人肾部分切除术（RPRPN）前不需要插入鼻胃管。

四、体位和麻醉

采用气管插管，全身复合麻醉。麻醉成功后留置导尿管。行 TPRPN 的患者取 45°完全健侧卧位，升高腰桥，双臂于置臂板上固定。机器人手术系统从患者背侧斜向进入。行 RPRPN 的患者取 90°侧卧位，完全伸展，升高腰桥，双臂于置臂板上固定。机器人手术系统从患者头侧，沿身体长轴方向垂直进入，固定后连接镜头及机械臂，如图 1-5-1 所示。

五、机器人定泊和套管定位

TPRPN 和 RPRPN 的机器人定泊和套管定位详见本章第一节。

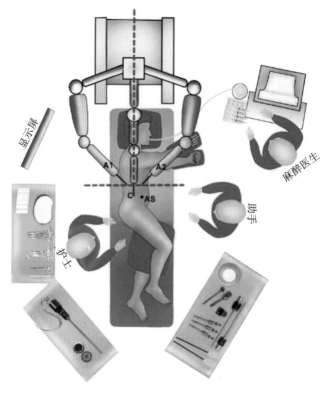

A1—1号机械臂；A2—2号机械臂；C—镜头孔；AS—辅助孔

图 1-5-1　RPRPN 患者体位示意图

六、手术步骤

（一）TPRPN（以右肾肿瘤为例）

（1）打开结肠旁沟，暴露下腔静脉：抬起肝脏，切开腹膜反折，将升结肠和十二指肠推向内侧后显露下腔静脉（图 1-5-2）。打开肾周筋膜找到肾门（图 1-5-3）。

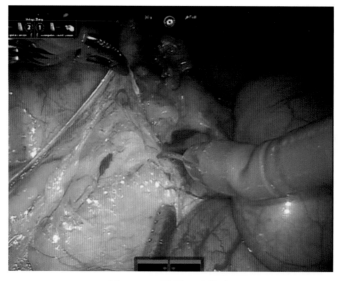

图 1-5-2　暴露下腔静脉

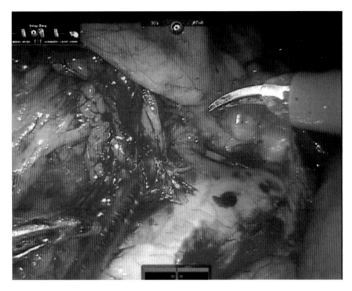

图 1-5-3　暴露肾门

（2）分离肾动、静脉：用抓钳抬起肾脏，在下腔静脉右侧沿腰大肌表面分离肾周筋膜。肾动脉位于肾静脉与腰大肌之间，仔细靠近肾动脉起始部进行分离（图 1-5-4）。注意勿损伤副肾动脉。

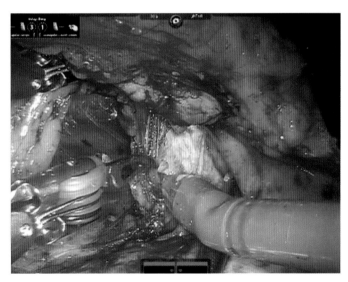

图 1-5-4　分离肾动脉

（3）游离并暴露肾肿瘤：打开肾周筋膜，将肾周脂肪从肾脏表面分离，寻找肾肿瘤（图 1-5-5）。

（4）阻断肾动脉：游离、暴露肾动脉后，用动脉阻断钳阻断肾动脉（图 1-5-6）。

（5）切除肾肿瘤：用剪刀在距离肿瘤边缘 0.5 cm 处正常肾实质位置完整切除肾肿瘤（图 1-5-7）。

（6）缝合肾脏创面：切除肾肿瘤后，肾脏创面使用 1-0 可吸收缝合线连续缝合，肾实质双层缝合，用 Hem-o-lok 夹固定线尾。先缝合第一层，对合瘤床创面，再缝合第二层，关闭肾包膜（图 1-5-8、图 1-5-9）。

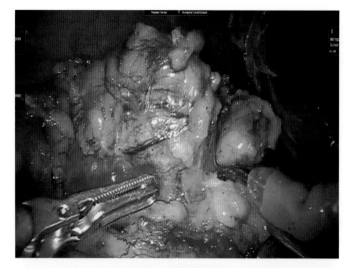

图 1-5-5　暴露肾肿瘤

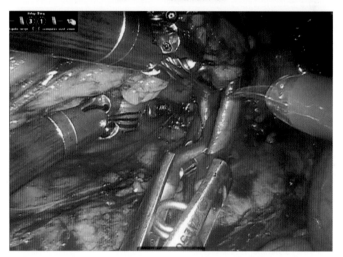

图 1-5-6　阻断肾动脉

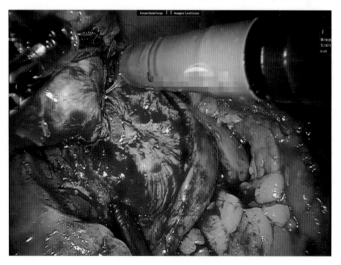

图 1-5-7　切除肾肿瘤

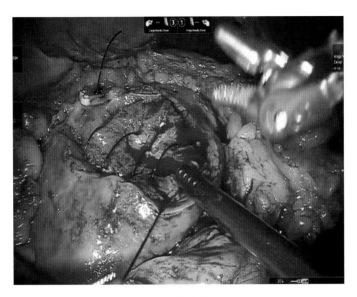

图 1-5-8 缝合第一层

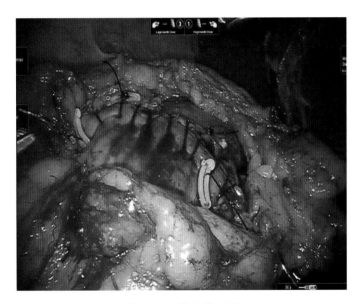

图 1-5-9 缝合第二层

（7）松开动脉阻断钳，恢复肾脏血供：待双层缝合完毕后，松开动脉阻断钳，恢复肾脏血供，同时调低气腹压力至 3～5 mmHg，再次观察创面有无出血，是否缝合确切。

（8）取出肿瘤标本，留置引流管，缝合皮肤切口。

（二）RPRPN

（1）腹膜后空间制备：在最初腹膜后间隙较小时使用 0°镜可以获得更好的视野。用达芬奇机器人单极剪刀和双极马里兰钳清除肾周筋膜（Gerota 筋膜）外的腹膜外脂肪组织，从横膈到髂窝进行锐性分离。纵向切开肾周筋膜，从腹膜反折和腰肌交汇的凹陷处延伸至肾脏下部（图 1-5-10）。

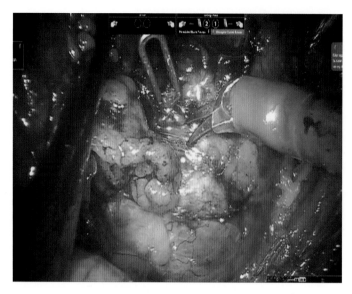

图 1-5-10　切开肾周筋膜

（2）将肾脏与肿瘤分离：将肾周脂肪从肾脏表面切开并剥离。当接近肿瘤时，要特别小心地进行解剖。术中超声检查可帮助明确肿瘤边缘。肾周脂肪从肾脏剥离后，可鉴别出肿瘤。

（3）分离肾动、静脉：用抓钳抬起肾脏，在下腔静脉右侧沿腰大肌表面分离肾周筋膜。肾动脉位于肾静脉与腰大肌之间，仔细靠近肾动脉起始部进行分离（图 1-5-11）。注意勿损伤副肾动脉。

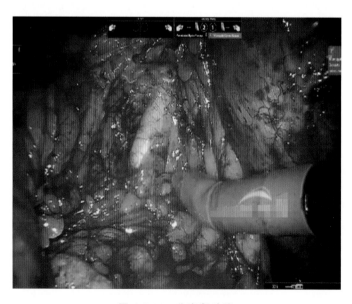

图 1-5-11　分离肾动脉

（4）游离并暴露肾肿瘤：打开肾周筋膜，寻找肾肿瘤。

（5）阻断肾动脉：游离、暴露肾动脉后，用动脉阻断钳阻断肾动脉（图 1-5-12）。

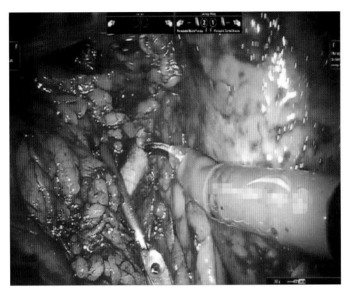

图 1-5-12　阻断肾动脉

　　(6) 切除肾肿瘤:用剪刀在距离肿瘤边缘 0.5 cm 处正常肾实质位置完整切除肾肿瘤 (图 1-5-13)。

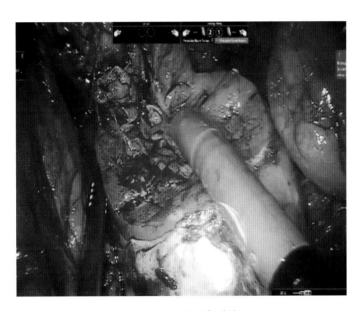

图 1-5-13　切除肾肿瘤

　　(7) 缝合肾脏创面:切除肾肿瘤后,肾脏创面使用 1-0 可吸收缝合线连续缝合,肾实质双层缝合,用 Hem-o-lok 夹固定线尾。先缝合第一层,对合瘤床创面,再缝合第二层,关闭肾包膜(图 1-5-14、图 1-5-15)。

　　(8) 松开动脉阻断钳,恢复肾脏血供:待双层缝合完毕后,松开动脉阻断钳,恢复肾脏血供,同时调低气腹压力至 3~5 mmHg,再次观察创面有无出血,是否缝合确切。

　　(9) 取出肿瘤标本,留置引流管,缝合皮肤切口。

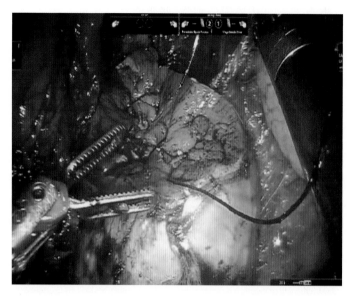

图 1-5-14 缝合第一层

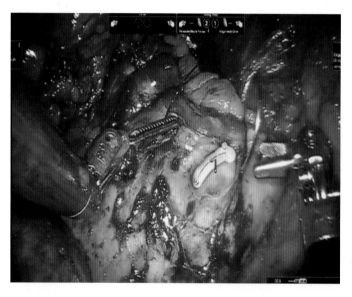

图 1-5-15 缝合第二层

七、术后处理

术后患者需要卧床休息 1～2 天,并鼓励患者在辅助下进行简单的肢体物理治疗。定期使用抗生素。可在患者活动后取出导尿管。腹膜后引流管可在引流 24 h、无发热的情况下拔除。术后 2 周内禁止患者进行剧烈活动。

八、并发症及其防治

(1) 出血:发生率为 4.5%。术中大出血是转行开放手术或根治性肾切除术的主要原因。在肿瘤切口前夹紧肾动脉是控制术中出血的关键步骤。准确缝合肾实质缺损,在创面喷洒生物胶,可有效减少术后出血和渗出。当继发性出血保守治疗失败时,建议选择肾动脉栓塞。

（2）尿漏：发生率为4.5%，由输尿管损伤、肾集合系统修复不佳、局部肾坏死等导致，属于常见并发症之一。肾动脉夹闭术可以提供清晰的术野，以发现和修复肾集合系统损伤。大多数的尿漏可通过经皮引流或置入输尿管支架进行治疗。

（3）伤口感染：发生率约为1%，通常采用引流、伤口覆盖敷料和全身使用抗生素的方法进行处理。

（4）邻近脏器损伤：发生率约为0.8%。需要多学科管理。

九、技术现状及展望

多项基于人群的研究比较了手术［根治性肾切除术或肾部分切除术（PN）］和非手术治疗在直径4 cm以下肾肿瘤患者中的效果，分析显示，接受手术治疗的患者肿瘤特异性死亡率显著降低。对于局限性肾肿瘤的治疗，2020年欧洲泌尿外科协会指南指出，可以通过任何方式（包括开放手术）行PN的T_1期患者，不应行微创的根治性肾切除术（证据等级：强）。

一项对接受开放PN、腹腔镜PN和RPN患者的研究（中位随访时间为5年）发现，术后的局部复发率、远处转移率和肿瘤特异性死亡率相似。一项前瞻性研究比较了由经验丰富的同一外科医生实施的RPN和开放PN的围手术期结果，发现RPN的术中失血量小、住院时间短，优于开放PN。两组间的热缺血时间、手术时间、即刻-早期和短期并发症发生率、血清肌酐水平变化和切缘阳性率相似。另一项多中心前瞻性研究比较了1800例接受开放PN和RPN患者的结果。虽然随访时间较短，但RPN组的总体并发症更少、输血更少，住院时间较开放PN组明显缩短。一项对RPN和腹腔镜PN的围手术期结果的Meta分析显示，RPN组中转开放手术和根治性肾切除术的概率较低，热缺血时间较短，术后估算肾小球滤过率（eGFR）变化较小，住院时间较短。而两组在并发症发生率、血清肌酐水平变化、手术时间、估计失血量、切缘阳性率等方面的差异均无统计学意义。

在RPN中，根据肿瘤位置、腹部手术史等，可选择经腹腔途径或经腹膜后途径。中国人民解放军总医院于2013年在国内率先开展RPRPN，目前手术例数已达一千余例，并在国内各大机器人中心推广，经腹膜后途径成为安全、有效的RPN手术入路。

参 考 文 献

［1］ FERLAY J，COLOMBET M，SOERJOMATARAM I，et al. Cancer incidence and mortality patterns in Europe：estimates for 40 countries and 25 major cancers in 2018 ［J］. Eur J Cancer，2018，103：356-387.

［2］ LEVI F，FERLAY J，GALEONE C，et al. The changing pattern of kidney cancer incidence and mortality in Europe［J］. BJU Int，2008，101（8）：949-958.

［3］ HIDAYAT K，DU X，ZOU S Y，et al. Blood pressure and kidney cancer risk：meta-analysis of prospective studies［J］. J Hypertens，2017，35（7）：1333-1344.

［4］ TAHBAZ R，SCHMID M，MERSEBURGER A S. Prevention of kidney cancer incidence and recurrence：lifestyle，medication and nutrition［J］. Curr Opin Urol，2018，28（1）：62-79.

［5］ AL-BAYATI O，HASAN A，PRUTHI D，et al. Systematic review of modifiable risk factors for kidney cancer［J］. Urol Oncol，2019，37（6）：359-371.

［6］ DANIEL C R，CROSS A J，GRAUBARD B I，et al. Large prospective investigation of meat intake-related mutagens-and risk of renal cell carcinoma[J]. Am J Clin Nutr, 2012,95(1):155-162.

[7] BELLOCCO R,PASQUALI E,ROTA M,et al. Alcohol drinking and risk of renal cell carcinoma:results of a meta-analysis[J]. Ann Oncol,2012,23(9):2235-2244.

[8] MOCH H,CUBILLA A L,HUMPHREY P A,et al. The 2016 WHO classification of tumours of the urinary system and male genital organs-part A: renal, penile, and testicular tumours[J]. Eur Urol,2016,70(1):93-105.

[9] MACLENNAN S, IMAMURA M, LAPITAN M C, et al. Systematic review of perioperative and quality-of-life outcomes following surgical management of localised renal cancer[J]. Eur Urol,2012,62(6):1097-1117.

[10] VAN POPPEL H,DA POZZO L,ALBRECHT W,et al. A prospective-randomised EORTC intergroup phase 3 study comparing the oncologic outcome of elective nephron-sparing surgery and radical nephrectomy for low-stage renal cell carcinoma [J]. Eur Urol,2011,59(4):543-552.

[11] THOMPSON R H,BOORJIAN S A,LOHSE C M,et al. Radical nephrectomy for pT1a renal masses may be associated with decreased overall survival compared with partial nephrectomy[J]. J Urol,2008,179(2):468-473.

[12] HUANG W C,ELKIN E B,LEVEY A S,et al. Partial nephrectomy versus radical nephrectomy in patients with small renal tumors—is there a difference in mortality and cardiovascular outcomes? [J]. J Urol,2009,181(1):55-62.

[13] MILLER D C, SCHONLAU M, LITWIN M S, et al. Renal and cardiovascular morbidity after partial or radical nephrectomy[J]. Cancer,2008,112(3):511-520.

[14] CAPITANIO U,TERRONE C,ANTONELLI A,et al. Nephron-sparing techniques independently decrease the risk of cardiovascular events relative to radical nephrectomy in patients with a T1a-T1b renal mass and normal preoperative renal function[J]. Eur Urol,2015,67(4):683-689.

[15] SCOSYREV E, MESSING E M, SYLVESTER R, et al. Renal function after nephron-sparing surgery versus radical nephrectomy: results from EORTC randomized trial 30904[J]. Eur Urol,2014,65(2):372-377.

[16] KATES M, BADALATO G M, PITMAN M, et al. Increased risk of overall and cardiovascular mortality after radical nephrectomy for renal cell carcinoma 2 cm or less[J]. J Urol,2011,186(4):1247-1253.

[17] THOMPSON R H, ATWELL T, SCHMIT G, et al. Comparison of partial nephrectomy and percutaneous ablation for cT1 renal masses[J]. Eur Urol,2015,67 (2):252-259.

[18] SUN M, BECKER A, TIAN Z, et al. Management of localized kidney cancer: calculating cancer-specific mortality and competing risks of death for surgery and nonsurgical management[J]. Eur Urol,2014,65(1):235-241.

[19] KUNATH F,SCHMIDT S,KRABBE L M,et al. Partial nephrectomy versus radical nephrectomy for clinical localised renal masses[J]. Cochrane Database Syst Rev,

2017,5(5):CD012045.

[20] CHANG K D,ABDEL RAHEEM A,KIM K H,et al. Functional and oncological outcomes of open,laparoscopic and robot-assisted partial nephrectomy:a multicentre comparative matched-pair analyses with a median of 5 years' follow-up[J]. BJU Int, 2018,122(4):618-626.

[21] MASSON-LECOMTE A,YATES D R,HUPERTAN V,et al. A prospective comparison of the pathologic and surgical outcomes obtained after elective treatment of renal cell carcinoma by open or robot-assisted partial nephrectomy[J]. Urol Oncol,2013,31(6):924-929.

[22] ALIMI Q,PEYRONNET B,SEBE P,et al. Comparison of short-term functional, oncological,and perioperative outcomes between laparoscopic and robotic partial nephrectomy beyond the learning curve[J]. J Laparoendosc Adv Surg Tech A,2018, 28(9):1047-1052.

[23] PEYRONNET B,SEISEN T,OGER E,et al. Comparison of 1800 robotic and open partial nephrectomies for renal tumors[J]. Ann Surg Oncol,2016,23(13): 4277-4283.

[24] CHOI J E,YOU J H,KIM D K,et al. Comparison of perioperative outcomes between robotic and laparoscopic partial nephrectomy:a systematic review and meta-analysis[J]. Eur Urol,2015,67(5):891-901.

[25] 吕香君,张旭,马鑫,等.经后腹腔入路机器人肾部分切除术手术经验和临床疗效总结(附单中心 189 例病例报道)[J].微创泌尿外科杂志,2016,5(2):65-68.

第六节　机器人肾盂成形术

一、概况

肾盂输尿管连接部梗阻(UPJO)是先天性和后天性肾盂积水常见的原因之一,也是新生儿肾积水最常见的原因。男性多于女性,男、女性比例约为 2:1,左侧多于右侧。常见的引起 UPJO 的因素大致包括肾盂输尿管连接部(UPJ)扭曲或折叠、高位 UPJ、UPJ 瓣膜和息肉形成、UPJ 蠕动功能不良等。UPJO 也可因异位动脉、索带和粘连等造成。

肾盂成形术由 Kuster 首先提出,后经 Anderson 和 Hynes 等推广,并逐渐成为治疗 UPJO 的金标准。自 1993 年 Schuessler 首先实施腹腔镜肾盂成形术以来,腹腔镜肾盂成形术在临床上的应用已超过 30 年,许多研究证实腹腔镜肾盂成形术具有微创、成功率高的优点。该术式治疗 UPJO 的成功率不低于开放手术,且明显高于内镜切开手术。然而,腹腔镜肾盂成形术的应用仍存在局限性。例如,该术式对术者的腹腔镜技术水平要求较高,特别是在缝合和打结方面,同时对于初学者来说学习曲线较长。

机器人手术系统具有高清三维立体视野,可帮助术者更加精准地辨认腔内解剖结构,其具有多自由度、纤细的腔内关节腕机械系统,使体内缝合和打结变得更加容易。机器人手术系统为肾盂成形术这一要求较高的重建手术提供了便利,同时大大缩短了学习曲线。动物实验结果表明,年轻的外科医生可以使用机器人手术系统进行高质量的肾盂成形术。在既往的临床应用中,机器人肾盂成形术被证明是安全、可行、有效的治疗 UPJO 的手术方法之一。

由于机器人手术本身对操作空间及各套管间距离有着严格要求,机器人肾盂成形术目前多采用经腹腔途径进行,以获得最佳的手术效果。

二、适应证和禁忌证

(一)适应证

(1)原发性 UPJO 患者存在以下情况之一:患侧肾小球滤过率(GFR)低于 40%;肾盂前后径增大及Ⅲ、Ⅳ度扩张;有症状性梗阻(伴腹痛或恶心)、高血压、反复尿路感染继发结石或肾功能进行性下降。

(2)由异位血管引起的 UPJO。

(3)由输尿管高位开口引起的 UPJO。

(4)腔内扩张或切开治疗失败的 UPJO。

(5)马蹄肾或盆腔异位肾伴 UPJO。

(二)禁忌证

(1)绝对禁忌证包括凝血功能障碍和其他原因无法实施手术者。

(2)肾内型肾盂或肾功能较差(分肾功能小于 15%)而对侧肾功能正常者,可作为相对禁忌证。

三、术前准备

患者术前应进行常规检查,包括血常规、肝功能、肾功能、凝血功能、血糖、尿常规、心电图、胸部 X 线检查等。如果尿常规显示尿路感染,应进行尿液培养。应根据尿液培养的结果给予敏感抗生素。

鉴别诊断:肾盂旁肾囊肿,需明确囊肿与肾集合系统无相通,行增强 CT 检查和静脉尿路造影(IVU)即可明确。重复肾输尿管畸形也可一并鉴别。

术前预防性给予抗生素。

四、体位和麻醉

患者取健侧卧位,背后倾 70°,升高腰桥,留置导尿管。摆放体位时,可适当使患者的腹部靠近腹侧床沿,以利于手术操作。采用气管插管,全身复合麻醉。

五、机器人定泊和套管定位

于脐上 2 cm 腹直肌旁做一切口,作为镜头孔,建立气腹,保持气腹压力为 14 mmHg。待气腹充分建立后,将 12 mm 的套管置入腹腔,向上 30°角置入镜头。以镜头孔为参考点,分别于肋缘下锁骨中线、髂嵴、麦氏点或反麦氏点距镜头孔 8 cm 处取一切口,分别置入 8 mm机器人专用金属套管作为机械臂孔。再于脐上 5 cm 处做一 12 mm 长的切口,作为辅助孔。所有套管置入在镜头直视下进行,后更换镜头成向下的 30°角。完成套管布局后,沿镜头孔与输尿管上段体表投影点连线方向将机器人操作台自患者背侧推至手术床旁并定泊(图 1-6-1)。

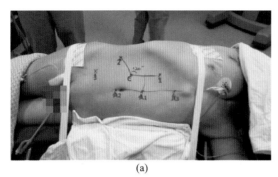
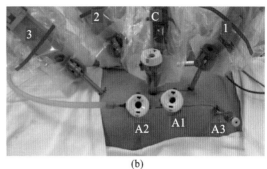

(a)   (b)

1—1号机械臂；2—2号机械臂；3—3号机械臂；C—镜头孔；A1—辅助孔1；A2—辅助孔2；A3—辅助孔3

图 1-6-1　机器人肾盂成形术套管定位

六、手术步骤

（1）游离结肠、显露输尿管：辨认腔内解剖结构，松解粘连，切开侧腹膜，向内侧将升结肠/降结肠翻下，直至暴露肾下极（图 1-6-2）。

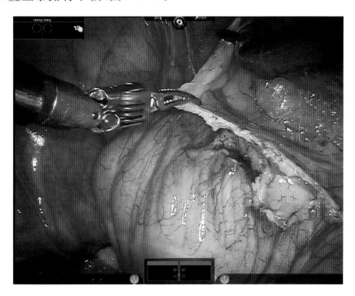

图 1-6-2　切开侧腹膜，向内侧将结肠翻下，暴露肾下极

（2）游离肾盂和上段输尿管：切开肾周筋膜，以显露肾盂（通常肾盂会扩张）。将肾盂和上段输尿管充分游离（图 1-6-3、图 1-6-4）。将输尿管和输尿管周围组织一并游离，以维持其良好血供。继发感染和前期留置双J管的病例，盆腔和输尿管周围可能出现严重粘连。

（3）确定输尿管狭窄的位置和程度。在肾盂外侧最低点做一小切口，将肾盂中积聚的尿液排出（图 1-6-5）。沿肾盂最低点自外下向内上弧形切开，裁剪肾盂前、后壁（图 1-6-6），延伸至肾盂最内侧，并保证肾盂最上方不被裁断（图 1-6-7）。纵向劈开输尿管狭窄部位，并穿过狭窄段约 2 cm（图 1-6-8）。

（4）用 4-0 可吸收缝合线将肾盂最低点与输尿管劈开的最远点进行缝合。肾盂侧由外至内进针并进行缝合（图 1-6-9），输尿管侧由内至外进针并进行缝合（图 1-6-10）。打结，完成第一针定位缝合（图 1-6-11）。

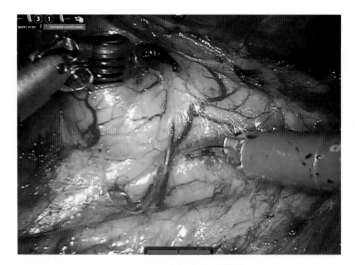

图 1-6-3　游离扩张的肾盂

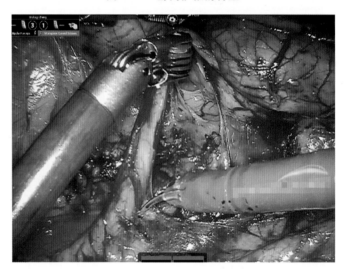

图 1-6-4　游离上段输尿管

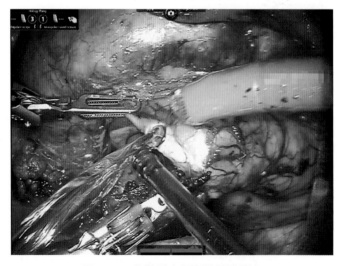

图 1-6-5　将肾盂中积聚的尿液排出

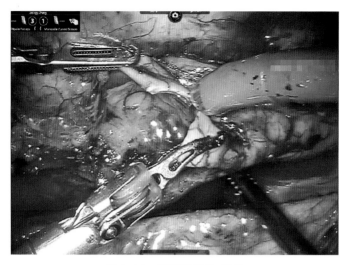

图 1-6-6 裁剪肾盂前、后壁

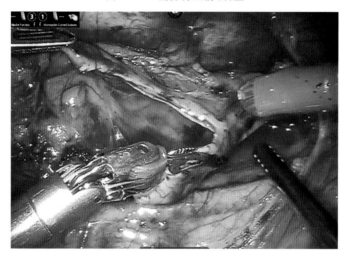

图 1-6-7 保证肾盂最上方不被裁断

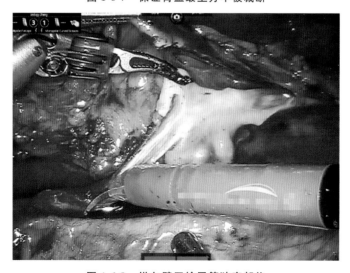

图 1-6-8 纵向劈开输尿管狭窄部位

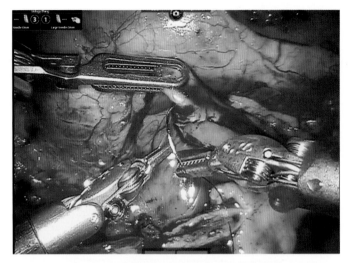

图 1-6-9　肾盂侧由外至内进针并进行缝合

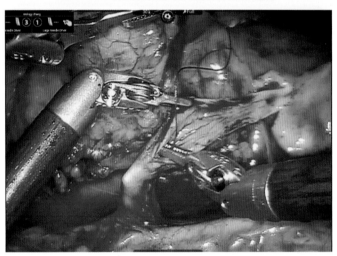

图 1-6-10　输尿管侧由内至外进针并进行缝合

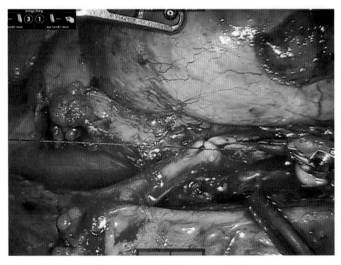

图 1-6-11　完成第一针定位缝合

（5）切除多余的肾盂（图 1-6-12），并完成狭窄段输尿管的裁剪（图 1-6-13）。

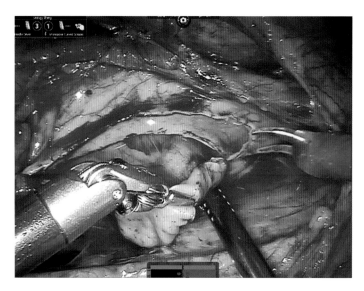

图 1-6-12　切除多余的肾盂

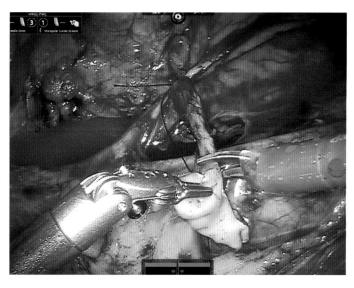

图 1-6-13　完成狭窄段输尿管的裁剪

（6）连续缝合，吻合肾盂后壁：将缝合线经吻合点后方绕至输尿管内侧（图 1-6-14），输尿管侧由外向内进针并进行缝合（图 1-6-15），肾盂侧由内向外进针并进行缝合（图 1-6-16）。连续缝合时，每缝两针间断锁边缝合一针（图 1-6-17），直至肾盂后壁吻合完成（图 1-6-18）。

（7）继续连续缝合，关闭肾盂开口的剩余部分（图 1-6-19）。

（8）在导丝引导下，经输尿管近端开口，顺行置入 6F 双 J 管（图 1-6-20）。

（9）间断缝合关闭肾盂前壁（图 1-6-21）。观察吻合口密闭性（图 1-6-22）。

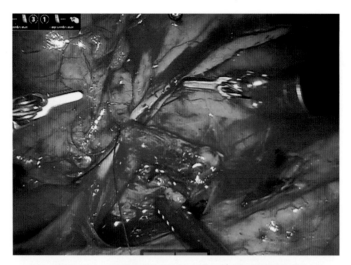

图 1-6-14 将缝合线经吻合点后方绕至输尿管内侧

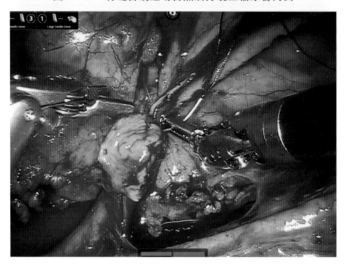

图 1-6-15 输尿管侧由外向内进针并进行缝合

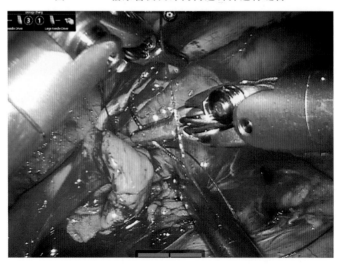

图 1-6-16 肾盂侧由内向外进针并进行缝合

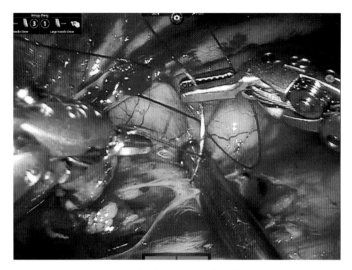

图 1-6-17　每缝两针间断锁边缝合一针

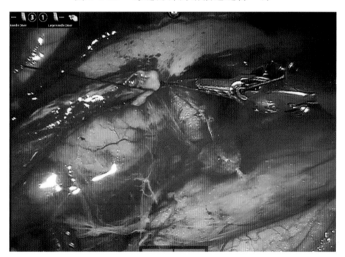

图 1-6-18　肾盂后壁吻合完成

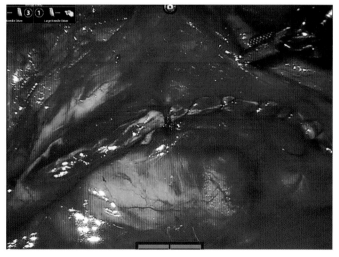

图 1-6-19　连续缝合,关闭肾盂开口的剩余部分

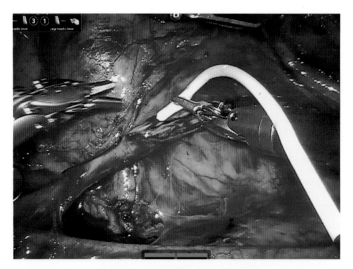

图 1-6-20   顺行置入 6F 双 J 管

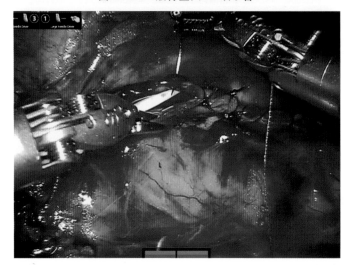

图 1-6-21   间断缝合关闭肾盂前壁

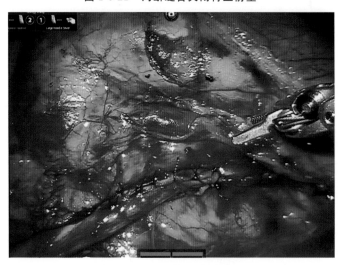

图 1-6-22   观察吻合口密闭性

（10）将引流管留置在肾盂输尿管吻合口旁（图 1-6-23）。可选择性使用 Hem-o-lok 夹夹闭侧腹膜（图 1-6-24）。

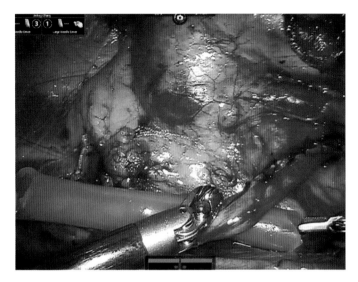

图 1-6-23　将引流管留置在肾盂输尿管吻合口旁

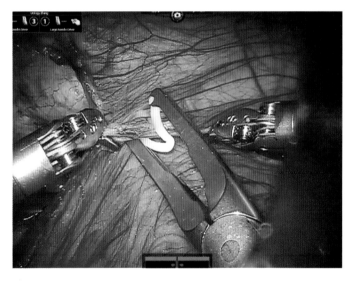

图 1-6-24　夹闭侧腹膜

七、术后处理

术后常规使用抗生素 3～5 天。观察引流管引流量及引流液性状，术后引流液每天少于 50 mL 时拔除引流管。一般术后 1 周拔除导尿管；术后 6～8 周膀胱镜下拔除双 J 管，术后 3 个月复查静脉尿路造影。

八、并发症及其防治

机器人肾盂成形术后常见的并发症有吻合口漏、吻合口狭窄等。良好的机器人吻合技术、留置双 J 管、保持留置的导尿管引流通畅可最大限度地预防这些并发症的发生。当发生吻合口漏时,需评估吻合口远端有无梗阻,利用腹部 X 线检查可以明确双 J 管是否移位。通常吻合口漏可在梗阻解除后自行消失。此外,加强抗感染治疗,保持引流管引流通畅,也有助于吻合口漏的愈合。吻合口狭窄多由 UPJ 周围的环状瘢痕引起,可采用腔内治疗,但该治疗方式的复发率较高。近年来,有 UPJO 肾盂成形术后复发行二次手术治疗的报道。经临床观察,二次手术效果较为满意。吻合口再次出现狭窄的挽救性治疗可作为肾盂成形术后吻合口狭窄的有效治疗方式。

九、技术现状及展望

随着手术熟练程度的提高和机器人技术的广泛应用,机器人肾盂成形术在微创程度、手术时间、术中出血量、术后并发症发生率和复发率方面已等同于甚至优于开放手术和腹腔镜手术。因此,机器人肾盂成形术作为治疗 UPJO 的微创手术将逐渐成为主流。随着机器人技术在国内外的推广,机器人肾盂成形术有望成为治疗 UPJO 的首选方式。

参 考 文 献

[1]　ANDERSON J C,HYNES W. Retrocaval ureter:a case diagnosed pre-operatively and treated successfully by a plastic operation[J]. Br J Urol,1949,21(3):209-214.

[2]　GÖĞÜŞ C,KARAMÜRSEL T,TOKATLI Z,et al. Long-term results of Anderson-Hynes pyeloplasty in 180 adults in the era of endourologic procedures[J]. Urol Int, 2004,73(1):11-14.

[3]　THOM M R, HASEEBUDDIN M, ROYTMAN T M,et al. Robot-assisted pyeloplasty: outcomes for primary and secondary repairs, a single institution experience[J]. Int Braz J Urol,2012,38(1):77-83.

[4]　MASIERI L,SFORZA S,MARI A,et al. Robot-assisted pyeloplasty for ureteropelvic junction obstruction: experience from a tertiary referral center[J]. Minerva Urol Nefrol,2019,71(2):168-173.

[5]　PIAGGIO L A,NOH P H,GONZÁLEZ R. Reoperative laparoscopic pyeloplasty in children:comparison with open surgery[J]. J Urol,2007,177(5):1878-1882.

[6]　GETTMAN M T, NEURURER R, BARTSCH G, et al. Anderson-Hynes dismembered pyeloplasty performed using the da Vinci robotic system[J]. Urology, 2002,60(3):509-513.

[7]　HEMAL A K, MISHRA S, MUKHARJEE S,et al. Robot assisted laparoscopic pyeloplasty in patients of ureteropelvic junction obstruction with previously failed open surgical repair[J]. Int J Urol,2008,15(8):744-746.

[8]　MOTOLA J A, BADLANI G H, SMITH A D. Results of 212 consecutive endopyelotomies:an 8-year followup[J]. J Urol,1993,149(3):453-456.

[9]　PREMINGER G M,CLAYMAN R V,NAKADA S Y,et al. A multicenter clinical trial investigating the use of a fluoroscopically controlled cutting balloon catheter for the management of ureteral and ureteropelvic junction obstruction[J]. J Urol,1997, 157(5):1625-1629.

［10］ DIMARCO D S, GETTMAN M T, MCGEE S M, et al. Long-term success of antegrade endopyelotomy compared with pyeloplasty at a single institution[J]. J Endourol,2006,20(10):707-712.

［11］ GETTMAN M T,PESCHEL R,NEURURER R,et al. A comparison of laparoscopic pyeloplasty performed with the daVinci robotic system versus standard laparoscopic techniques:initial clinical results[J]. Eur Urol,2002,42(5):453-458.

［12］ ZHANG P,SHI T P,FAM X,et al. Robotic-assisted laparoscopic pyeloplasty as management for recurrent ureteropelvic junction obstruction:a comparison study with primary pyeloplasty[J]. Transl Androl Urol,2020,9(3):1278-1285.

第七节 机器人下腔静脉癌栓取出术

一、概况

肾细胞癌(简称肾癌)伴下腔静脉癌栓病例属于肾癌手术中的高难度病例,即使选择开放手术,同样会有大出血、血栓脱落带来的致死性并发症发生等风险,根治性肾切除联合下腔静脉癌栓取出术是治疗肾癌伴下腔静脉癌栓的有效方法,且手术方法的改进使该类手术变得相对安全。传统的开放根治性肾切除联合下腔静脉癌栓取出术的切口长、创伤大,患者恢复慢。随着腹腔镜及机器人技术的发展和手术技巧的提高,腹腔镜根治性肾切除联合下腔静脉癌栓取出术的报道明显增多。但腹腔镜根治性肾切除联合下腔静脉癌栓取出术仍是高难度、具有挑战性的手术之一。

机器人手术系统具有三维立体仿真、更清晰的视野,以及 7 个自由度的机械臂,使缝合等精细操作更加简单、易行,为实施该类复杂手术提供了技术保障。我们从 2013 年就开始探索机器人下腔静脉癌栓取出术,下面将分别详细叙述各级下腔静脉癌栓取出术的关键手术步骤。

二、适应证和禁忌证

(一)适应证

(1) 梅奥临床(Mayo Clinic)分类系统癌栓分级方法中的 0 级静脉癌栓(位于肾静脉的癌栓)。左、右侧肾肿瘤及癌栓长度不同,手术策略则不同。

(2) Mayo Clinic Ⅰ～Ⅱ级癌栓(下文称Ⅰ～Ⅱ级癌栓)(肝静脉以下的下腔静脉癌栓,推荐使用)。

(3) Mayo Clinic Ⅲ级癌栓(下文称Ⅲ级癌栓)(肝静脉以上、膈肌以下的下腔静脉癌栓,可使用),联合肝胆外科翻肝,可在无体外循环条件下在肝上膈下放置阻断带完成手术。

(4) Mayo Clinic Ⅳ级癌栓(下文称Ⅳ级癌栓)(膈肌以上的下腔静脉及心房内癌栓),需要在体外循环条件下联合泌尿外科、心脏外科、肝胆外科、麻醉科等组建多学科团队完成手术,有条件的单位可开展探索性工作。

以上各级下腔静脉癌栓患者心、肺功能良好,能耐受手术,凝血功能、肝肾功能基本正常,无腹部手术史,原发肿瘤大小及肝脏适中,有腔内操作空间则是机器人下腔静脉癌栓取出术的适应证。

（二）禁忌证

（1）有心、肺等脏器功能障碍，难以耐受手术者。

（2）有明显出血倾向而且难以纠正者。

（3）有腹部手术史，腹部粘连严重者。

（4）原发肿瘤巨大，肝脏淤血、肿大、难以实现腔内操作者。

对于Ⅲ～Ⅳ级下腔静脉癌栓，开放手术仍是金标准，有丰富机器人下腔静脉癌栓手术经验和合作良好的多学科团队可开展探索性工作。

三、术前准备

（一）一般术前准备

同其他经腹腔途径机器人手术，包括备皮、禁食水、胃肠道准备，预防性使用抗生素等。

（二）特殊术前准备

（1）使用低分子肝素抗凝（从首次诊断开始应用，至术前 24 h 停用），以降低肺栓塞的发生率。

（2）对于左肾肿瘤伴下腔静脉癌栓患者，推荐行常规术前栓塞，右肾巨大肿瘤患者也可行术前栓塞，有助于减少术中渗血，以及下腔静脉、肾静脉的暴露和癌栓取出。

（3）临时置入下腔静脉滤器（不推荐），可导致对侧肾静脉及肝静脉血栓形成，且术中影响术野暴露。

（4）下腔静脉造影：对于术前 MRI 或 CT 检查显示癌栓充满下腔静脉者，推荐进行下腔静脉造影，以明确下腔静脉侧支循环建立情况，可降低癌栓脱落风险。

四、体位和麻醉、机器人定泊和套管定位以及手术步骤

为了方便介绍各级下腔静脉癌栓手术的特点，以下将先介绍经典的右肾癌伴下腔静脉癌栓取出术的步骤，然后介绍左肾癌伴下腔静脉癌栓取出术与右肾癌伴下腔静脉癌栓取出术的差异，并以Ⅰ～Ⅱ级下腔静脉癌栓取出术为基础，分别叙述Ⅲ级及Ⅳ级下腔静脉癌栓取出术的额外步骤。如Ⅲ级下腔静脉癌栓取出术重点介绍机器人辅助下翻肝的技术要点，Ⅳ级下腔静脉癌栓取出术重点介绍体外循环的建立及切开右心房取癌栓步骤。对于下腔静脉完全梗阻，侧支循环建立充分，下腔静脉壁广泛受侵，伴远心端下腔静脉长段无法取尽癌栓的病例，可行下腔静脉离断术。

（一）机器人右肾癌伴Ⅰ～Ⅱ级下腔静脉癌栓取出术策略

（1）体位和麻醉：气管插管，全身麻醉。术前留置胃管和导尿管。采取左侧卧位（60°～70°），升高腰桥，双侧手臂以软垫可靠固定。对于右肾癌伴下腔静脉癌栓患者，此体位即可完成下腔静脉癌栓取出和右肾根治性切除术。对于左肾癌伴下腔静脉癌栓患者，在此体位下完成下腔静脉癌栓取出术后，须转换成右侧卧位（60°～70°），再行左肾根治性切除术。麻醉过程中除了进行常规的呼吸、心电监测外，还需行颈内静脉及桡动脉穿刺，以监测中心静脉压及桡动脉压；建立多条输液通道，以利于及时用药和输液。

（2）安放套管及机械臂：如图 1-7-1 所示，于腹正中线上的剑突下、1 号机械臂孔与镜头孔之间、镜头孔与 3 号机械臂孔之间分别置入一个 12 mm 一次性套管（共 3 个辅助套管），用于撑开肝脏和置入吸引器、结扎夹、直线切割闭合器等辅助器械。1 号机械臂放置单极弯剪，2 号机械臂放置双极马里兰钳，3 号机械臂放置 Prograsp 抓钳。然后在镜头直视下将各器械置入腹腔。在手术操作过程中，根据需要，2 号、3 号机械臂的器械可以对调（图 1-7-2）。

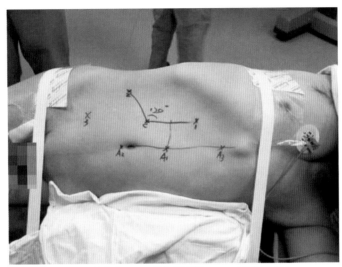

1—1号机械臂孔；2—2号机械臂孔；3—3号机械臂孔；
C—镜头孔；A1—辅助孔1；A2—辅助孔2；A3—辅助孔3

图 1-7-1　套管位置

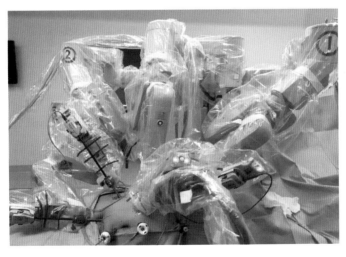

图 1-7-2　套管与机械臂对接

（3）显露下腔静脉、左肾静脉和右肾静脉：切开肝结肠韧带及肝肾韧带（图 1-7-3、图 1-7-4），用带自锁装置的持针器钳夹侧腹壁，向上牵开肝脏（图 1-7-5），充分暴露右侧肾区。切开侧腹膜，使升结肠向内侧下垂，进入右侧腹膜后肾区（图 1-7-6）。打开肾周筋膜前层，向内分离和牵开十二指肠，显露下腔静脉（图 1-7-7、图 1-7-8）。打开下腔静脉血管鞘，进一步游离出右肾静脉和左肾静脉（图 1-7-9、图 1-7-10）。

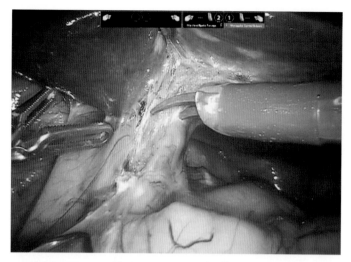

图 1-7-3　切开肝结肠韧带

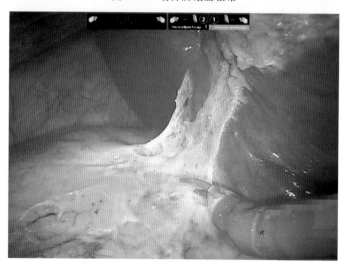

图 1-7-4　切开肝肾韧带

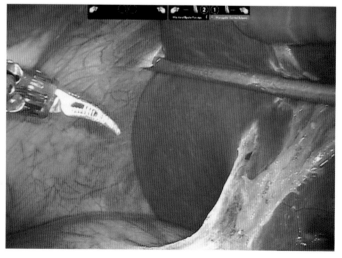

图 1-7-5　向上牵开肝脏

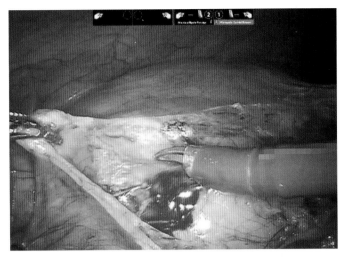

图 1-7-6　切开侧腹膜,进入右侧腹膜后肾区

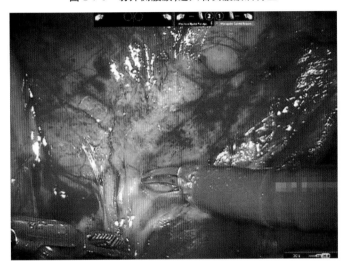

图 1-7-7　向内分离和牵开十二指肠

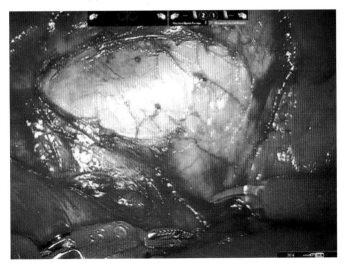

图 1-7-8　显露下腔静脉

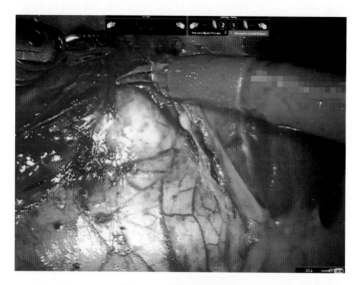

图 1-7-9　显露右肾静脉

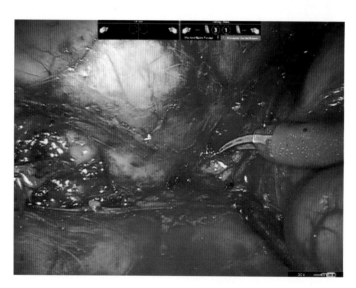

图 1-7-10　显露左肾静脉

（4）充分游离癌栓所在部位的下腔静脉、左肾静脉及部分腰静脉：先游离下腔静脉的腹侧，Ⅱ级癌栓病例需游离、结扎并离断肝短静脉（图 1-7-11），甚至右肾上腺中央静脉，以保证橡皮血管束带能安全地在癌栓的上下端阻断下腔静脉。接着充分游离左肾静脉（图 1-7-12）。再游离下腔静脉的背侧，并显露、结扎和离断所属腰静脉（图 1-7-13），充分显露下腔静脉、左肾静脉和右肾静脉（图 1-7-14）。

（5）依次阻断下腔静脉远心端、左肾静脉和下腔静脉近心端：首先在下腔静脉远心端、左肾静脉和下腔静脉近心端分别留置橡皮血管束带，橡皮血管束带需双重绕过血管（图 1-7-15 至图 1-7-17）。然后收紧橡皮血管束带，依次阻断下腔静脉远心端、左肾静脉和下腔静脉近心端（图 1-7-18）。

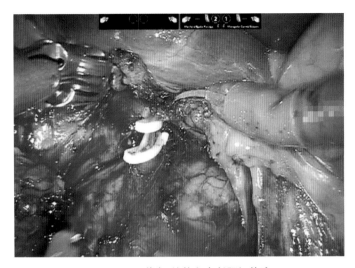

图 1-7-11 游离、结扎和离断肝短静脉

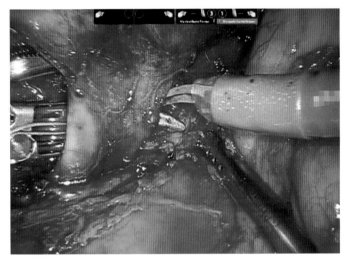

图 1-7-12 充分游离左肾静脉

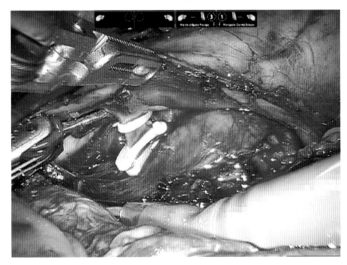

图 1-7-13 显露、结扎腰静脉

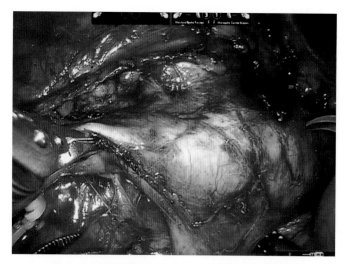

图 1-7-14   充分显露下腔静脉、左肾静脉和右肾静脉

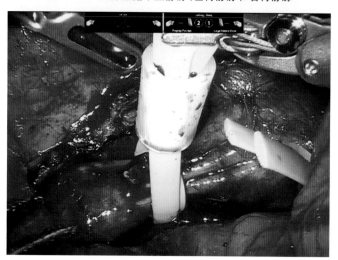

图 1-7-15   下腔静脉远心端留置橡皮血管束带

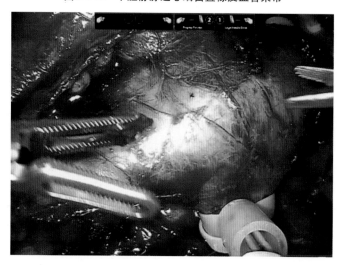

图 1-7-16   左肾静脉留置橡皮血管束带

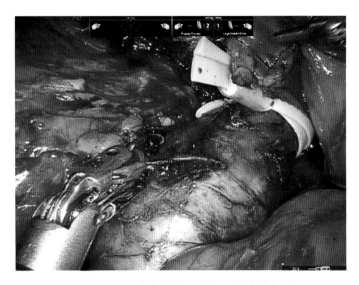

图 1-7-17　下腔静脉近心端留置橡皮血管束带

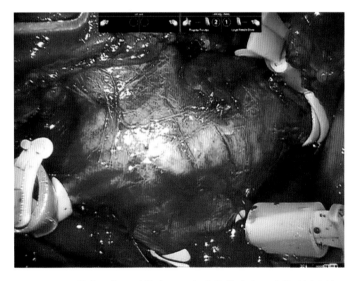

图 1-7-18　依次阻断下腔静脉远心端、左肾静脉和下腔静脉近心端

（6）切开下腔静脉，完整切除癌栓和部分下腔静脉壁（图 1-7-19、图 1-7-20），以 5-0 可吸收缝合线连续缝合下腔静脉（图 1-7-21）。注意，完全缝合下腔静脉前，用肝素生理盐水冲洗下腔静脉管腔，避免血块残留和附壁血栓形成。

（7）依次松开阻断下腔静脉近心端、左肾静脉和下腔静脉远心端的橡皮血管束带。检查血管有无渗血。

（8）行右肾根治性切除术。在上述体位下，游离出右肾动脉后，用 Hem-o-lok 夹夹闭右肾动脉后离断（图 1-7-22），用标本袋将癌栓包裹在肾脏上，避免癌栓在腹腔内种植。按机器人根治性肾切除术的方法完整游离右肾及肾上腺。

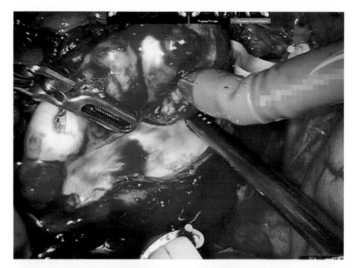

图 1-7-19　切开下腔静脉

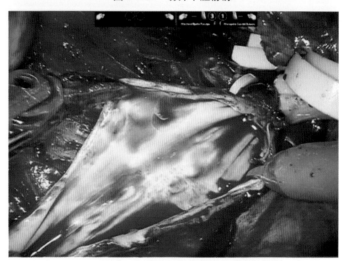

图 1-7-20　完整切除癌栓和部分下腔静脉壁

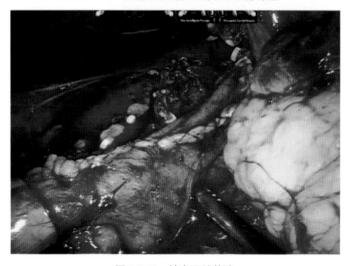

图 1-7-21　缝合下腔静脉

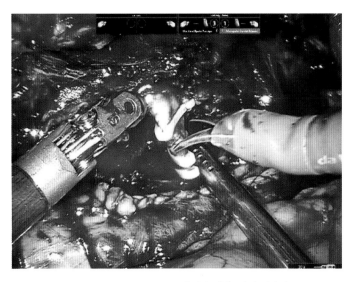

图 1-7-22　用 Hem-o-lok 夹夹闭右肾动脉后离断

（9）将癌栓及肾脏一并放入标本袋中，并经延长的皮肤切口取出。也可使用直线切割闭合器离断右肾静脉，取出癌栓，并置入标本袋，再切除右肾，将下腔静脉癌栓和肾脏分别取出。

（10）检查无活动性出血后，留置引流管，缝合各个皮肤切口。

（二）机器人左肾癌伴Ⅰ～Ⅱ级下腔静脉癌栓取出术策略

（1）安放套管及机械臂：左肾癌伴下腔静脉癌栓取出术前 1～2 h，须先行左肾动脉栓塞术。患者体位及套管放置与右肾癌伴下腔静脉癌栓取出术相同。

（2）按右肾癌伴下腔静脉癌栓取出术的方法充分显露下腔静脉（图 1-7-23）。

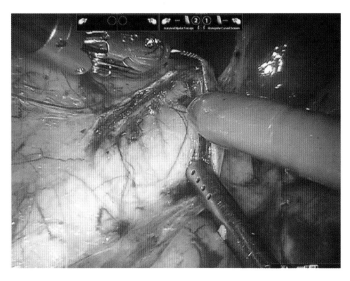

图 1-7-23　显露下腔静脉

（3）游离右肾静脉和左肾静脉：沿下腔静脉游离出右肾静脉（图 1-7-24），再游离出左肾静脉（图 1-7-25），用 45 mm 的血管用直线切割闭合器靠近下腔静脉左侧缘将左肾静脉离断（图 1-7-26、图 1-7-27）。

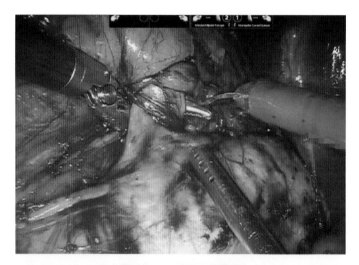

图 1-7-24　游离右肾静脉

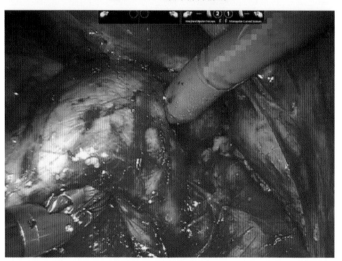

图 1-7-25　游离左肾静脉

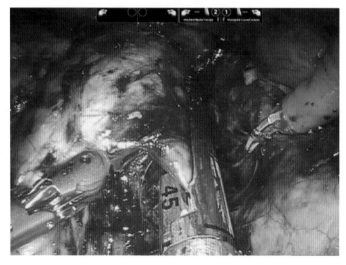

图 1-7-26　直线切割闭合器准备离断左肾静脉

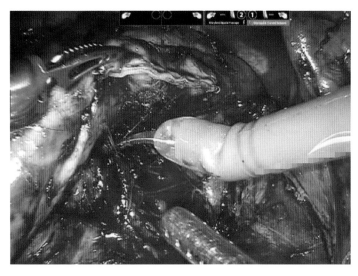

图 1-7-27 左肾静脉已被离断

（4）切开下腔静脉，取出癌栓：手术步骤与右肾癌伴下腔静脉癌栓取出术相同，完成下腔静脉癌栓取出术后转换成右侧卧位（60°～70°），按机器人左肾根治性切除术的要求放置套管和连接机械臂，完整游离左肾。

（三）机器人Ⅲ级下腔静脉癌栓取出术

（1）手术体位：对于Ⅲ级下腔静脉癌栓，需在肝胆外科医生协助下翻肝左叶和肝右叶，患者先按照 30°～45°头高足低截石位的翻肝体位完成翻肝，后转换为 70°左侧斜卧位，完成下腔静脉癌栓取出术（图 1-7-28）。

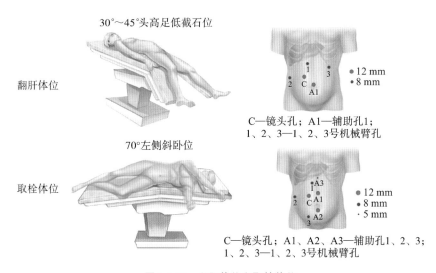

图 1-7-28 翻肝体位和取栓体位

（2）手术策略：以左肾癌伴Ⅲ级下腔静脉癌栓取出术为例阐述手术策略。完成左、右侧肝叶游离后，将肝脏推向尾侧，在肝上膈下放置下腔静脉阻断带，以直线切割闭合器离断含癌栓的左肾静脉，依次阻断下腔静脉远心端、右肾动脉、右肾静脉、第一肝门，收紧肝上膈下下腔静脉阻断带,按照Ⅰ～Ⅱ级下腔静脉癌栓取出术步骤完成下腔静脉癌栓取出和根治性肾切除术(图 1-7-29)。

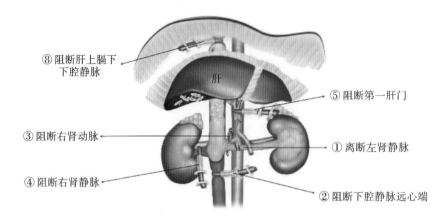

　⑧ 阻断肝上膈下
　　 下腔静脉

肝

　⑤ 阻断第一肝门

③ 阻断右肾动脉

① 离断左肾静脉

④ 阻断右肾静脉

② 阻断下腔静脉远心端

图 1-7-29　Ⅲ级下腔静脉癌栓取出术手术策略示意图

　　(3)关键手术步骤:依次阻断、离断肝圆韧带、肝镰状韧带、肝左侧冠状韧带、左三角韧带,使肝左叶下移(图 1-7-30 至图 1-7-32)。离断肝结肠韧带、右三角韧带、肝右侧冠状韧带,将肝脏抬起(图 1-7-33 至图 1-7-35),并离断 3～5 根肝短静脉(图 1-7-36),将肝脏推

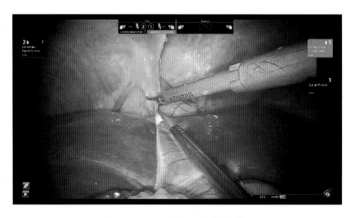

图 1-7-30　离断肝镰状韧带

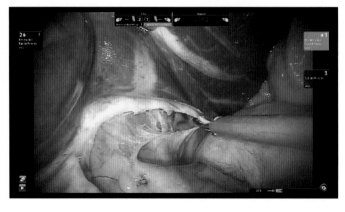

图 1-7-31　离断肝左侧冠状韧带

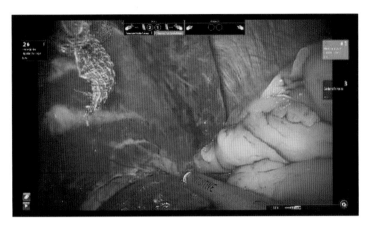

图 1-7-32　离断左三角韧带

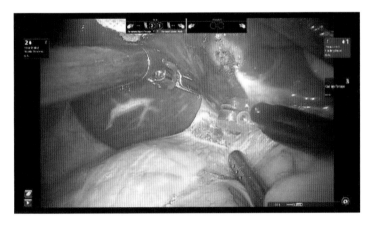

图 1-7-33　离断肝结肠韧带

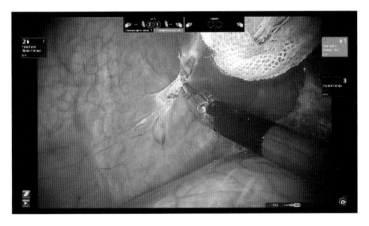

图 1-7-34　离断右三角韧带

向左侧及尾侧,显露肝后段下腔静脉(图 1-7-37)。游离出肾动、静脉,第一肝门所在的肝十

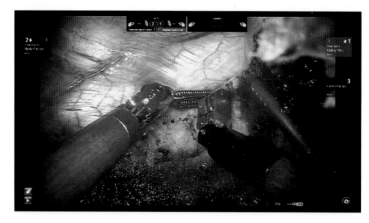

图 1-7-35　离断肝右侧冠状韧带

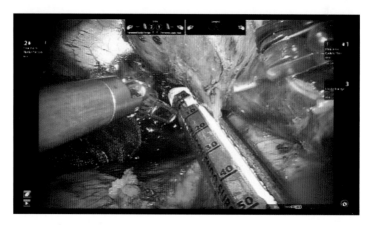

图 1-7-36　离断肝短静脉

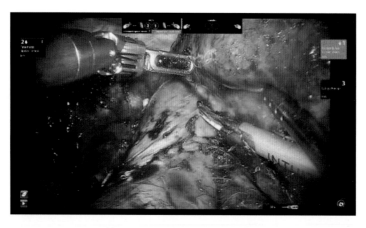

图 1-7-37　显露肝后段下腔静脉

二指肠韧带,并留置血管阻断带。充分暴露肝后段下腔静脉后,在肝上膈下环形游离下腔静脉,并预置血管阻断带(图 1-7-38)。用直线切割闭合器离断左肾静脉(图 1-7-39),依次阻断

下腔静脉远心端、右肾动脉、右肾静脉、第一肝门、肝上膈下下腔静脉（图 1-7-40 至图 1-7-44），切开下腔静脉，完整取栓后缝合下腔静脉（图 1-7-45、图 1-7-46），最后更换体位，完成根治性肾切除术（切开下腔静脉取栓和根治性肾切除术的步骤与Ⅰ～Ⅱ级下腔静脉癌栓取出术步骤类似）。

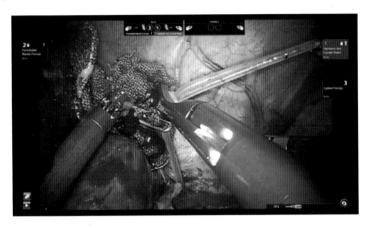

图 1-7-38　预置肝上膈下下腔静脉阻断带

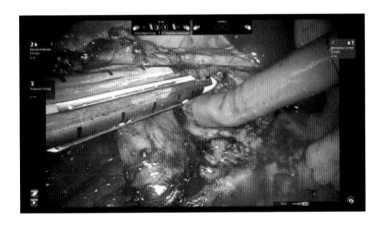

图 1-7-39　离断左肾静脉

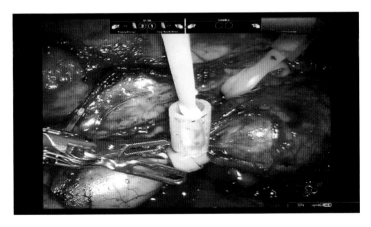

图 1-7-40　阻断下腔静脉远心端

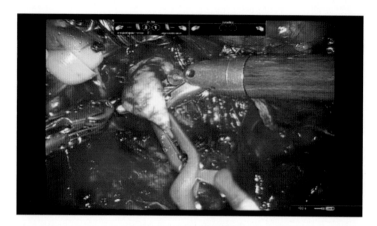

图 1-7-41　阻断右肾动脉

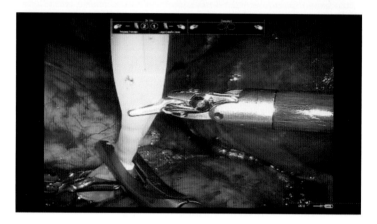

图 1-7-42　阻断右肾静脉

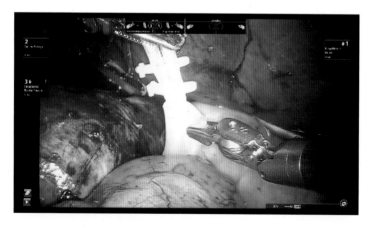

图 1-7-43　阻断第一肝门

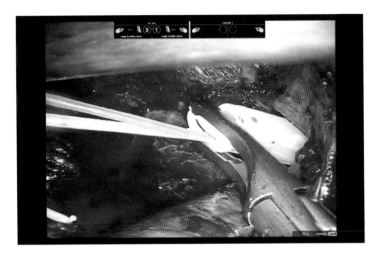

图 1-7-44　阻断肝上膈下下腔静脉

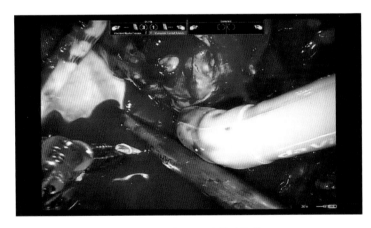

图 1-7-45　切开下腔静脉取栓

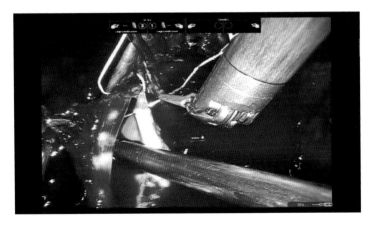

图 1-7-46　缝合下腔静脉

（四）机器人Ⅳ级下腔静脉癌栓取出术

对于Ⅳ级下腔静脉癌栓，需建立体外循环，由多学科合作团队分段取栓。首先由心外科医生分离出右侧股动、静脉，颈内静脉插管，以备体外循环使用，并在第 5 肋间取 5～6 cm 小切口,建立胸腔镜辅助手术通道(图 1-7-47)。然后由肝胆外科医生离断肝短静脉并翻肝;由泌尿外科医生充分游离并向内推开结肠和十二指肠,显露受累下腔静脉及左、右肾静脉的前表面,环形游离受累下腔静脉和左、右肾静脉,此过程中需要游离出腰静脉、肝短静脉和右肾上腺中央静脉等下腔静脉属支,并将此类属支结扎离断。夹闭右肾动脉后,依次在下腔静脉远心端、左肾静脉及第一肝门预置阻断带,启动体外循环机后,依次收紧以上阻断带。心外科医生在胸腔镜辅助下,阻断上腔静脉(图 1-7-48),切开心包,切开右心房,取出右心房癌栓(图 1-7-49、图 1-7-50),再收紧膈上下腔静脉阻断带(图 1-7-51),缝合右心房(图 1-7-52),松开上腔静脉阻断带(图 1-7-53),把Ⅳ级癌栓变成Ⅲ级癌栓,再进行处理。同时泌尿外科医生切开下腔静脉,完整取出腹腔段癌栓(腹腔段下腔静脉癌栓取出术的手术步骤与Ⅲ级下腔静脉癌栓取出术步骤类似),缝合下腔静脉,依次松开膈上下腔静脉阻断带(图 1-7-54),第一肝门、左肾静脉及下腔静脉远心端阻断带,检查血管无渗血。最后完成根治性肾切除术。

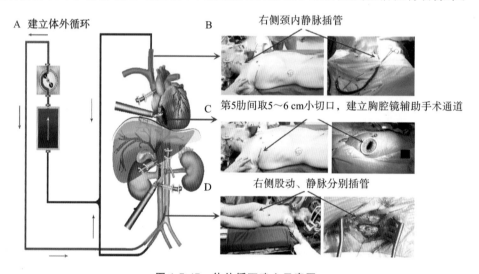

图 1-7-47　体外循环建立示意图

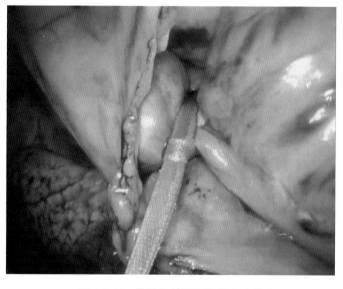

图 1-7-48　胸腔镜辅助下阻断上腔静脉

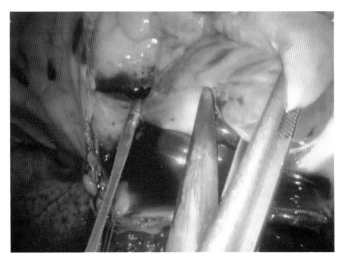

图 1-7-49　切开右心房

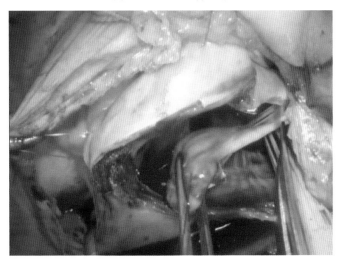

图 1-7-50　取出右心房癌栓

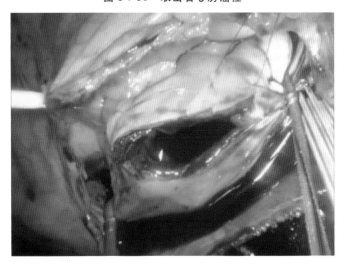

图 1-7-51　收紧膈上下腔静脉阻断带

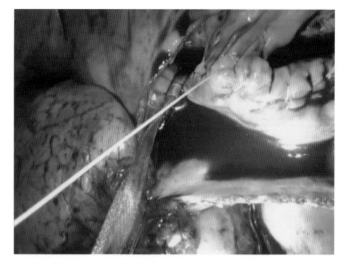

图 1-7-52 缝合右心房

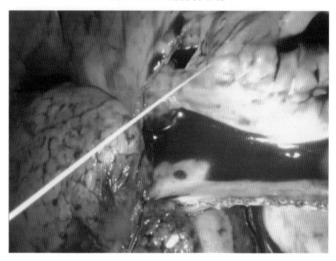

图 1-7-53 松开上腔静脉阻断带

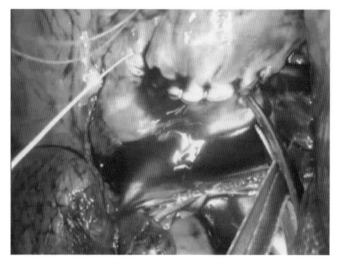

图 1-7-54 松开膈上下腔静脉阻断带

（五）机器人下腔静脉离断术

在临床中，一部分患者的下腔静脉癌栓粗大，导致下腔静脉管腔完全梗阻，在下腔静脉慢性梗阻过程中侧支循环代偿形成，下腔静脉远心端的血液主要通过腰静脉、腰升静脉、奇静脉和半奇静脉系统回流到上腔静脉（图 1-7-55）。此时整块切除含癌栓段下腔静脉对下肢静脉和肾静脉开口以下下腔静脉属支血液回流影响较小。对于癌栓广泛侵犯下腔静脉壁者，整块离断下腔静脉更符合肿瘤控制原则。对于下腔静脉远心端有不可取尽的长段癌栓者，亦可采用下腔静脉离断术，防止取出癌栓重建下腔静脉后下腔静脉远心端癌栓脱落而导致肺栓塞等严重并发症。在右肾癌下腔静脉离断术中，左肾静脉血液可通过其丰富的属支（生殖静脉、肾上腺中央静脉、腰升静脉等）回流，因此，在充分游离含癌栓段下腔静脉后，用直线切割闭合器离断癌栓的近心端下腔静脉、左肾静脉、右肾动脉，以及癌栓的远心端下腔静脉（图 1-7-56 至图 1-7-59）。需要注意的是，在左肾癌下腔静脉离断术中，由于右肾静脉缺少天然属支，离断右肾静脉后要建立右肾静脉回流通道，静脉血通常可从下腔静脉远心端通过腰静脉、奇静脉和半奇静脉系统回流（图 1-7-60）。另外，为了不影响肝脏血液回流，一般近心端下腔静脉离断水平不超过肝静脉。

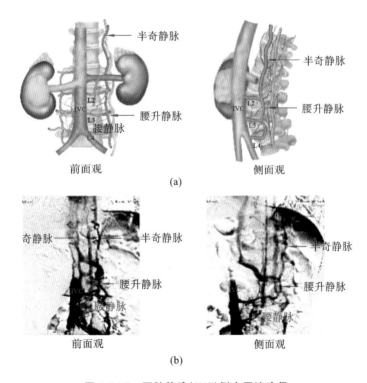

图 1-7-55 下腔静脉（IVC）侧支回流途径

（a）侧支循环示意图；（b）下腔静脉造影侧支循环

五、并发症及其防治

（1）癌栓脱离：较少见，一旦发生，可致肺栓塞或心肌梗死，为致命性并发症。

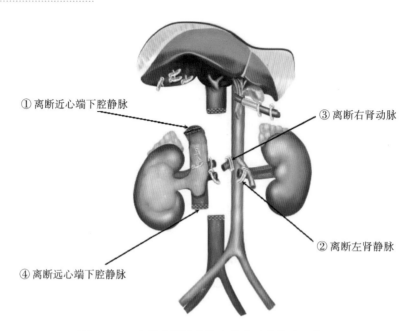

图 1-7-56　右肾癌下腔静脉离断术手术策略示意图

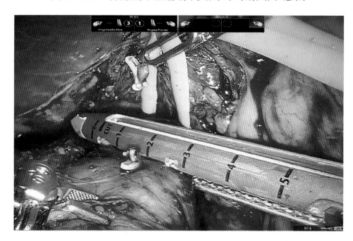

图 1-7-57　离断近心端下腔静脉

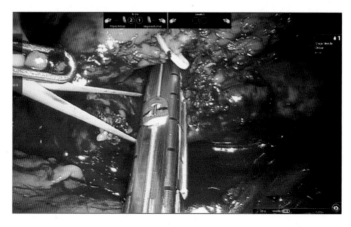

图 1-7-58　离断左肾静脉

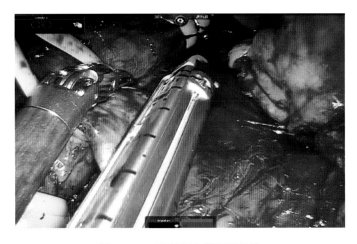

图 1-7-59　离断远心端下腔静脉

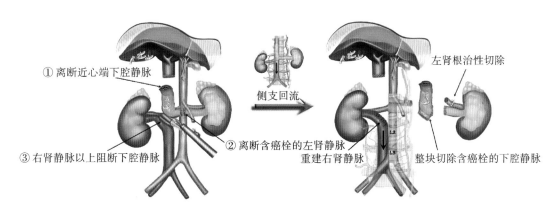

图 1-7-60　左肾癌下腔静脉离断术手术策略示意图

（2）血管损伤及出血：由于该手术要使血管骨骼化，操作中血管容易受到损伤。多见于下腔静脉和肾静脉的游离过程，特别是下腔静脉属支（如腰静脉）的分离和结扎过程中（图 1-7-61）。在辨认清楚解剖标志的前提下，小心分离，常能避免并发症的发生。一旦出血，可置入纱布条压迫止血，并升高气腹压力，再次暴露出血点后，采用末端带 Hem-o-lok 夹的可吸收缝合线连续缝合，修补血管壁破损处以止血（图 1-7-62）。另外，出血可见于使用橡皮血管束带环绕下腔静脉的上端或下端时。该部位的下腔静脉壁上带有 Hem-o-lok 夹（多为结扎腰静脉等属支时使用），Hem-o-lok 夹被橡皮血管束带扯脱落可导致出血（图 1-7-63）。若橡皮血管束带环绕的下腔静脉壁上带有 Hem-o-lok 夹，且结扎不牢靠，可预防性再次缝合该部位（图 1-7-64）。若术者无娴熟的机器人缝合技术或出血严重、难以在腹腔镜下控制，则应当机立断中转为开放手术。

（3）脏器损伤：较少见，包括肝脏、肾脏、脾脏、胰腺和肠道损伤。熟悉解剖结构、术中小心分离是最好的预防办法。若发生脏器损伤，应按照相应脏器损伤的处理原则进行处理。

（4）肝肾功能不全：阻断第一肝门可能导致肝功能不全，应采取保肝药物治疗；肾动、静脉阻断时间过长可能导致肾脏缺血性和淤血性损伤，进而导致急性肾功能不全甚至急性肾功能衰竭，严重者需要血液滤过。

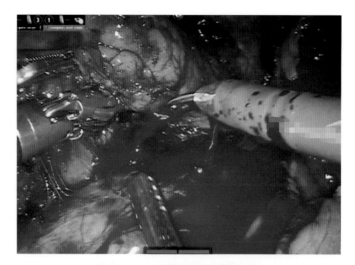

图 1-7-61　下腔静脉属支撕裂出血

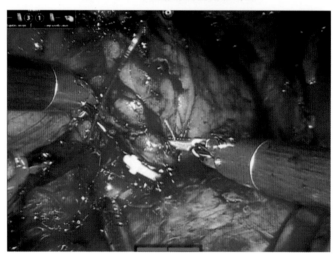

图 1-7-62　连续缝合修补下腔静脉破损处

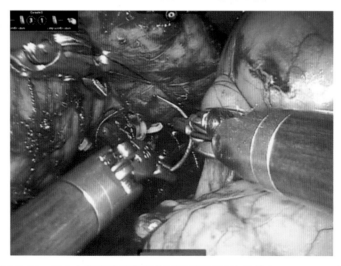

图 1-7-63　橡皮血管束带撕脱部分下腔静脉壁(该处带有 Hem-o-lok 夹)

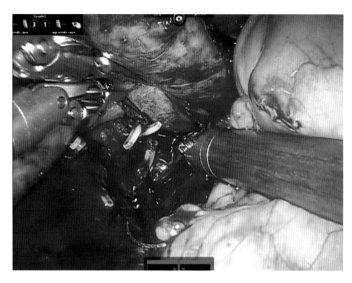

图 1-7-64　预防性缝合,避免出血

(5)凝血功能障碍:体外循环转机时间过长和肝素化可导致凝血因子耗竭、血小板功能障碍、血液稀释等,进而导致凝血功能障碍,应根据血栓弹力图和凝血因子检测结果及时补充凝血因子和血小板,及时适当中和肝素。

(6)下肢水肿:下腔静脉离断术中,若侧支循环建立不充分,可能导致下肢水肿,可采用利尿、抬高患肢等方法缓解水肿,在侧支循环建立后,水肿可逐渐消失。

(7)切口感染:若术后发生切口感染,则按感染性伤口及时换药,必要时放置引流条,充分引流渗出液,保持伤口清洁、干燥。若发热,则及时使用敏感抗生素。发生皮下急性蜂窝织炎时,可增加红外线照射等物理治疗。

(8)腹膜炎:少见。多见于原有腹腔内感染的患者,术后引流不畅、血肿形成会加重感染。在使用抗生素的同时,需充分引流,必要时行腹腔内灌洗。

(9)肺部感染:多见于有肺部基础疾病的患者。术前评估中应重视患者肺功能检查和血气分析结果,并与麻醉医生及时沟通。术中应严密监测气道压、动脉血气和血流动力学的变化,并尽量缩短手术时间。术后指导患者及其家属正确咳痰和翻身叩背的方法,鼓励患者尽早下床活动。一旦发生肺部感染,及时请呼吸科会诊,并按相关原则治疗,避免感染延迟不愈和出现呼吸衰竭。另外,切开胸腔和心房取癌栓的IV级下腔静脉癌栓患者可并发胸腔积液和肺部感染,应积极抗感染,必要时行胸腔穿刺引流。

(10)其他并发症:如术后淋巴漏和下肢深静脉血栓形成等。

六、技术现状及展望

2002 年 Fergany 等首次报道了肾癌伴下腔静脉癌栓的腹腔镜动物模型。同年,Sundaram 等报道了采用沙丁氏钳和手助腹腔镜的方式切除较短下腔静脉癌栓的方法。该方法不全在腹腔镜下完成,适应证范围窄,可重复性差。2006 年,Romero 等报道了首例完全在腹腔镜下完成的下腔静脉癌栓取出术,但取出的II级下腔静脉癌栓仍较短,仅 3 cm 长,采用沙丁氏钳钳夹包括癌栓在内的部分下腔静脉壁完成手术,下腔静脉没有被环形游离和阻断。近年报道的完全在腹腔镜下完成的下腔静脉癌栓取出术,选择的病例多为I级或较短的Ⅱ级下腔静脉癌栓病例,在腹腔镜下通过沙丁氏钳将癌栓推回患肾静脉,或钳夹包括癌栓在内的部分下腔静脉壁完成手术,并未阻断下腔静脉。Ⅱ级或Ⅲ级下腔静脉癌栓多是通过手助腹腔镜或腹腔镜辅助开放癌栓取出术来完成的,当然也有完全在腹腔镜下完成癌栓取出术的个案报道。对于Ⅱ级下腔静脉癌栓,右肾癌患者可以选择经腹腔途径或经腹膜后途径完成腹腔镜手术,但左肾癌患者一般只能选择经腹腔途径完成腹腔镜手术。

　　Abaza于2011年首次报道了机器人辅助腹腔镜根治性肾切除加下腔静脉癌栓取出术。但Abaza报道的5例病例中,只有2例在机器人辅助腹腔镜下环形游离和阻断了下腔静脉。目前报道机器人辅助腹腔镜下腔静脉癌栓取出术的文献不多,还没有文献详细描述机器人左肾癌伴Ⅱ级下腔静脉癌栓取出术的详细步骤,以及机器人左肾癌伴下腔静脉癌栓取出术与机器人右肾癌伴下腔静脉癌栓取出术的区别。2015年Gill等报道了机器人Ⅲ级下腔静脉癌栓取出术的初步经验,并对后续Ⅱ～Ⅲ级下腔静脉癌栓取出术进行了系列报道。中国人民解放军总医院从2013年开始开展机器人下腔静脉癌栓取出术,逐步探索Ⅰ～Ⅱ级下腔静脉癌栓取出术,并比较了机器人和开放Ⅰ～Ⅱ级下腔静脉癌栓取出术的效果,结果显示,机器人手术时间更短、出血量更少、住院时间更短,而肿瘤控制效果与开放手术相当。在积累了丰富经验之后,我们团队在多学科团队合作基础上继续探索了Ⅲ～Ⅳ级下腔静脉癌栓取出术及这种手术的适应证,并基于血流动力学和侧支代偿规律提出下腔静脉离断术的术前决策模型、手术策略和影响因素,在此类高难度手术微创治疗方面积累了宝贵的经验。就目前而言,该类手术仍处于探索阶段,特别是Ⅲ～Ⅳ级下腔静脉癌栓取出术复杂,并发症多,要真正普及还有一定的难度,考虑到机器人手术特有的优势,机器人下腔静脉癌栓取出术将是未来发展的主要方向。

参 考 文 献

［1］ 张旭,王保军,马鑫,等.机器人辅助腹腔镜下根治性肾切除联合下腔静脉瘤栓取出术的临床研究［J］.中华泌尿外科杂志,2015,36(5):321-324.

［2］ NEVES R J,ZINCKE H. Surgical treatment of renal cancer with vena cava extension ［J］. Br J Urol,1987,59(5):390-395.

［3］ POULIOT F,SHUCH B,LAROCHELLE J C,et al. Contemporary management of renal tumors with venous tumor thrombus［J］. J Urol,2010,184(3):833-841; quiz 1235.

［4］ 韩志坚,殷长军,孟小鑫,等.改良肝松解技术处理肾癌肝内下腔静脉瘤栓的临床研究［J］.中华泌尿外科杂志,2012,33(7):492-494.

［5］ SKINNER D G,PFISTER R F,COLVIN R. Extension of renal cell carcinoma into the vena cava:the rationale for aggressive surgical management［J］. J Urol,1972,107(5):711-716.

［6］ FERGANY A F,GILL I S,SCHWEIZER D K,et al. Laparoscopic radical nephrectomy with level Ⅱ vena caval thrombectomy:survival porcine study［J］. J Urol,2002,168(6):2629-2631.

［7］ SUNDARAM C P,REHMAN J,LANDMAN J,et al. Hand assisted laparoscopic radical nephrectomy for renal cell carcinoma with inferior vena caval thrombus［J］. J Urol,2002,168(1):176-179.

［8］ ROMERO F R，MUNTENER M，BAGGA H S，et al. Pure laparoscopic radical nephrectomy with level Ⅱ vena caval thrombectomy［J］. Urology，2006，68（5）：1112-1114.

［9］ MARTIN G L，CASTLE E P，MARTIN A D，et al. Outcomes of laparoscopic radical nephrectomy in the setting of vena caval and renal vein thrombus：seven-year experience［J］. J Endourol，2008，22（8）：1681-1685.

［10］ WANG W Y，XU J F，ADAMS T S，et al. Pure retroperitoneal laparoscopic radical nephrectomy for left renal cell carcinoma with differential extensions of level Ⅰ renal vein tumor thrombus［J］. J Endourol，2014，28（3）：312-317.

［11］ WANG W Y，WANG L，XU J F，et al. Pure retroperitoneal laparoscopic radical nephrectomy for right renal masses with renal vein and inferior vena cava thrombus ［J］. J Endourol，2014，28（7）：819-824.

［12］ XU B，ZHAO Q，JIN J，et al. Laparoscopic versus open surgery for renal masses with infrahepatic tumor thrombus：the largest series of retroperitoneal experience from China［J］. J Endourol，2014，28（2）：201-207.

［13］ KOVAC J R，LUKE P P. Hand-assisted laparoscopic radical nephrectomy in the treatment of a renal cell carcinoma with a level Ⅱ vena cava thrombus［J］. Int Braz J Urol，2010，36（3）：327-331.

［14］ HOANG A N，VAPORCYIAN A A，MATIN S F. Laparoscopy-assisted radical nephrectomy with inferior vena caval thrombectomy for level Ⅱ to Ⅲ tumor thrombus：a single-institution experience and review of the literature［J］. J Endourol，2010，24（6）：1005-1012.

［15］ WANG M S，PING H，NIU Y N，et al. Pure conventional laparoscopic radical nephrectomy with level Ⅱ vena cava tumor thrombectomy［J］. Int Braz J Urol，2014，40（2）：266-273.

［16］ ABAZA R. Initial series of robotic radical nephrectomy with vena caval tumor thrombectomy［J］. Eur Urol，2011，59（4）：652-656.

［17］ LEE J Y，MUCKSAVAGE P. Robotic radical nephrectomy with vena caval tumor thrombectomy：experience of novice robotic surgeons［J］. Korean J Urol，2012，53（12）：879-882.

［18］ 顾良友，马鑫，张旭，等. 肾癌伴下腔静脉瘤栓患者的治疗效果及预后分析［J］. 中华泌尿外科杂志，2014，35（2）：87-90.

［19］ SUN Y，DE CASTRO ABREU A L，GILL I S. Robotic inferior vena cava thrombus surgery：novel strategies［J］. Curr Opin Urol，2014，24（2）：140-147.

［20］ WANG B J，LI H Z，MA X，et al. Robot-assisted laparoscopic inferior vena cava thrombectomy：different sides require different techniques［J］. Eur Urol，2016，69（6）：1112-1119.

［21］ GU L Y，MA X，GAO Y，et al. Robotic versus open level Ⅰ-Ⅱ inferior vena cava thrombectomy：a matched group comparative analysis［J］. J Urol，2017，198（6）：1241-1246.

[22] PATIL M B,MONTEZ J,LOH-DOYLE J,et al. Level Ⅲ-Ⅳ inferior vena caval thrombectomy without cardiopulmonary bypass:long-term experience with intrapericardial control[J]. J Urol,2014,192(3):682-688.

[23] ABAZA R,SHABSIGH A,CASTLE E,et al. Multi-institutional experience with robotic nephrectomy with inferior vena cava tumor thrombectomy[J]. J Urol,2016,195(4 Pt 1):865-871.

[24] WANG B J,LI H Z,HUANG Q B,et al. Robot-assisted retrohepatic inferior vena cava thrombectomy:first or second porta hepatis as an important boundary landmark[J]. Eur Urol,2018,74(4):512-520.

[25] 黄庆波,彭程,马鑫,等. 机器人辅助腹腔镜 Mayo Ⅲ～Ⅳ级下腔静脉癌栓取出术的经验总结(附5例报告)[J]. 中华泌尿外科杂志,2019,40(2):81-85.

[26] WANG B J,HUANG Q B,LIU K,et al. Robot-assisted level Ⅲ-Ⅳ inferior vena cava thrombectomy:initial series with step-by-step procedures and 1-yr outcomes[J]. Eur Urol,2020,78(1):77-86.

[27] SHI T P,HUANG Q B,LIU K,et al. Robot-assisted cavectomy versus thrombectomy for level Ⅱ inferior vena cava thrombus:decision-making scheme and multi-institutional analysis[J]. Eur Urol,2020,78(4):592-602.

[28] FAN Y,LI H Z,ZHANG X,et al. Robotic radical nephrectomy and thrombectomy for left renal cell carcinoma with renal vein tumor thrombus:superior mesenteric artery as an important strategic dividing landmark[J]. J Endourol,2019,33(7):557-563.

[29] 杜松良,黄庆波,史涛坪,等. 下腔静脉癌栓切除术中下腔静脉离断的术前决策及影响因素分析[J]. 微创泌尿外科杂志,2018,7(4):230-234.

[30] 马鑫,何志嵩,马潞林,等. 机器人肾癌伴静脉癌栓切除术专家共识[J]. 微创泌尿外科杂志,2023,12(1):1-7.

[31] 黄庆波,彭程,顾良友,等. 肾肿瘤伴静脉癌栓"301分级系统"及手术策略(附100例病例分析)[J]. 微创泌尿外科杂志,2017,6(6):328-332.

[32] SHEN D L,DU S L,HUANG Q B,et al. A modified sequential vascular control strategy in robot-assisted level Ⅲ-Ⅳ inferior vena cava thrombectomy:initial series mimicking the open 'milking' technique principle[J]. BJU Int,2020,126(4):447-456.

[33] CHOPRA S,SIMONE G,METCALFE C,et al. Robot-assisted level Ⅱ-Ⅲ inferior vena cava tumor thrombectomy:step-by-step technique and 1-year outcomes[J]. Eur Urol,2017,72(2):267-274.

[34] GILL I S,METCALFE C,ABREU A,et al. Robotic level Ⅲ inferior vena cava tumor thrombectomy:initial series[J]. J Urol,2015,194(4):929-938.

[35] NELSON R J,MAURICE M J,KAOUK J H. Robotic radical left nephrectomy with inferior vena cava level Ⅲ thrombectomy[J]. Urology,2017,107:269.

[36] RAMIREZ D,MAURICE M J,COHEN B,et al. Robotic level Ⅲ IVC tumor thrombectomy:duplicating the open approach[J]. Urology,2016,90:204-207.

［37］ BRATSLAVSKY G，CHENG J S. Robotic-assisted radical nephrectomy with retrohepatic vena caval tumor thrombectomy（level Ⅲ）combined with extended retroperitoneal lymph node dissection［J］. Urology,2015,86(6):1235-1240.

［38］ SOOD A，JEONG W，BAROD R，et al. Robot-assisted hepatic mobilization and control of suprahepatic infradiaphragmatic inferior vena cava for level 3 vena caval thrombectomy:an IDEAL stage 0 study［J］. J Surg Oncol,2015,112(7):741-745.

［39］ ABAZA R,EUN D D,GALLUCCI M,et al. Robotic surgery for renal cell carcinoma with vena caval tumor thrombus［J］. Eur Urol Focus,2016,2(6):601-607.

［40］ MURPHY C，ABAZA R. Complex robotic nephrectomy and inferior vena cava tumor thrombectomy:an evolving landscape［J］. Curr Opin Urol,2020,30(1):83-89.

［41］ RODRIGUEZ FABA O，LINARES E，TILKI D，et al. Impact of microscopic wall invasion of the renal vein or inferior vena cava on cancer-specific survival in patients with renal cell carcinoma and tumor thrombus:a multi-institutional analysis from the international renal cell carcinoma-venous thrombus consortium［J］. Eur Urol Focus,2018,4(3):435-441.

第二章　机器人膀胱和前列腺手术

第一节　下尿路机器人手术入路的建立

一、经腹腔途径的下尿路机器人手术入路的建立

传统腹腔镜盆腔手术学习曲线较长,因骨盆狭小,操作空间较小,体内缝合实施困难。随着机器人辅助技术的应用,外科医生能够在下尿路更好地实施手术,使外科医生和患者都能获益。可经腹腔途径进行的下尿路机器人手术包括根治性前列腺切除术、根治性膀胱切除术、盆腔淋巴结切除术、精囊肿瘤切除术和输尿管膀胱吻合术。

下尿路手术的体位如下:患者取仰卧位,后背和所有着力点都需要垫上垫子(图2-1-1)。患者的躯干下铺凝胶垫,防止头低足高位时头部移动。为防止神经损伤,患者取头低足高位时肩部不建议使用坚硬的支架。用 Allen 脚蹬可以减轻对腓神经和脚踝的压迫。双腿应适度分开,取半截石位,为放置机器人手术系统做准备。保护好患者的手腕、手和尺神经。摆好体位后,对肋缘下、大腿中段和两侧腋后线之间的区域进行消毒。铺无菌单后导尿。

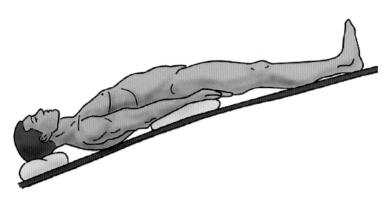

图 2-1-1　经腹腔途径的下尿路机器人手术体位

用布巾钳夹住脐部两侧皮肤,将前腹壁向上牵拉(图 2-1-2)。在脐上做 12 mm 长的横形切口,深至腹直肌筋膜,利用闭合或开放技术穿刺。应用 Hassan 技术置入套管可以避免既往有腹部手术史和估计有腹腔粘连的患者腹腔脏器损伤(图 2-1-3)。利用 12 mm 的一次性套管建立标准的气腹(气腹压力设定为 15 mmHg)。置入镜头,观察腹腔内的粘连情况,重点观察骨盆轮廓和脐内韧带。进一步倾斜患者头部,置入其他套管。

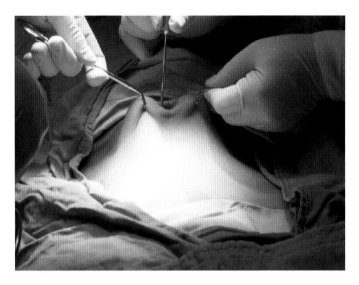

图 2-1-2 用布巾钳夹住脐部两侧皮肤,将前腹壁向上牵拉

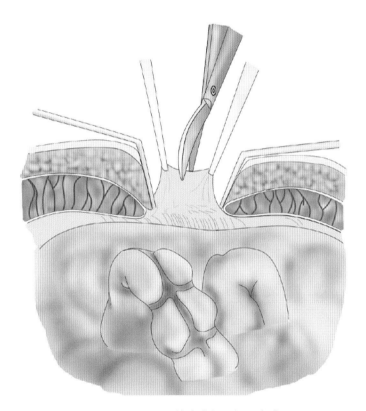

图 2-1-3 Hassan 技术直视下切开腹膜

将达芬奇机器人机械臂置于患者两腿之间,在脐上缘处置入 12 mm 套管,并置入镜头,直视下于两侧腹直肌旁脐水平、距离镜头孔 8～10 cm 处分别置入 1 个 8 mm 套管并分别对接 1、2 号机械臂。在 1 号机械臂右侧 8～10 cm 处置入 8 mm 套管,对接 3 号机械臂;

在 2 号机械臂外侧 4 cm 处放置 12 mm 套管作为辅助孔,经腹腔途径进行操作(图 2-1-4)。

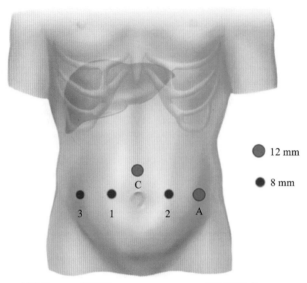

C—镜头孔;A—辅助孔;1、2、3—1、2、3号机械臂孔

图 2-1-4　下尿路机器人手术套管分布(经腹腔途径)

所有机械臂对接后,远视下观察手术视野;评估机械臂之间碰撞的可能性。1 号机械臂安装单极剪刀;2 号机械臂安装双极马里兰钳;3 号机械臂安装 Prograsp 抓钳(图 2-1-5、图 2-1-6)。助手在患者左侧工作。

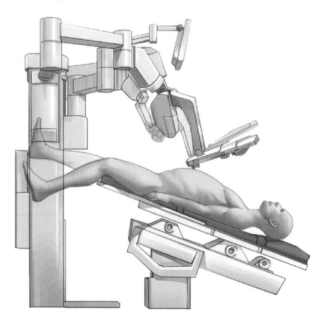

图 2-1-5　下尿路机器人手术机械臂配置(侧视图)

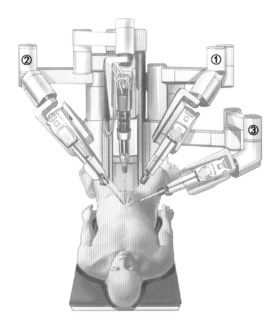

图 2-1-6　下尿路机器人手术机械臂配置(正视图)

二、经腹膜外途径机器人根治性前列腺切除术入路的建立

经腹膜外途径机器人手术主要用于根治性前列腺切除。

(1)患者体位:经腹膜外途径机器人根治性前列腺切除术的患者体位类似于经腹腔途径下尿路机器人手术,头部向下(图 2-1-7)。全身麻醉诱导后,插入鼻胃管。建议使用弹力袜以降低深静脉血栓形成的风险。患者被摆放在 Lloyd Davies 位,以方便机器人手术系统进入会阴区域(Lloyd Davies 位,即头低足高分腿截石位,也被称为双腿分开的特伦德伦堡姿势,可通过腿部支撑进行调节)。消毒和铺巾后,插入 14F 输尿管导管。

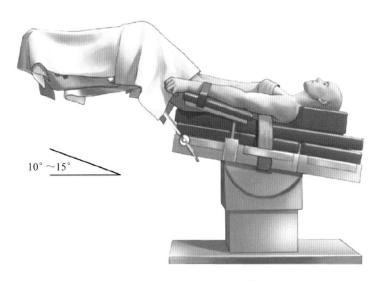

图 2-1-7　经腹膜外途径的下尿路机器人手术体位

（2）创建腹膜外操作空间和配置套管：在脐下缘做 3 cm 长切口，暴露腹直肌前鞘并切开。腹直肌被牵开，以暴露腹直肌后鞘。在腹直肌后鞘前部插入手指，钝性分离。置入球囊，扩张腹膜外空间，并注入空气以扩大腹膜外空间（图 2-1-8、图 2-1-9）。在脐部切口下方 2 cm，左、右侧腹直肌外侧缘分别放置 1 个 8 mm 机器人套管，分别距脐部切口 8 cm，作为 1 号机械臂套管孔和 2 号机械臂套管孔（简称为 1 号孔和 2 号孔）。将 12 mm 镜头孔套管插入脐下切口，缝合腹直肌前鞘和皮肤。气体通过镜头孔套管（C）注入。在 1 号孔或 2 号孔插入 1 个吸引器管，以在直视下进一步分离腹膜外空间。在 1 号孔套管的横向 8 cm 处（右侧髂前上棘内侧）插入另一个 8 mm 套管为 3 号孔；在 2 号孔的横向 8 cm 处（左侧髂前上棘内侧）插入 12 mm 套管，作为辅助孔 1（A1）（图 2-1-10）。

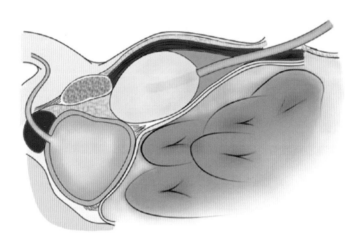

图 2-1-8　置入球囊，扩大腹膜外空间

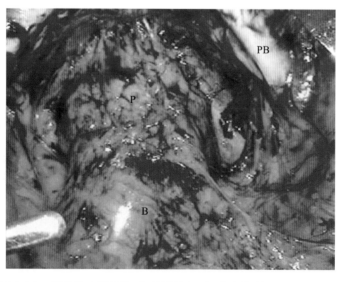

图 2-1-9　腹膜外空间结构，包括耻骨（PB）、膀胱前壁（B）、前列腺（P）

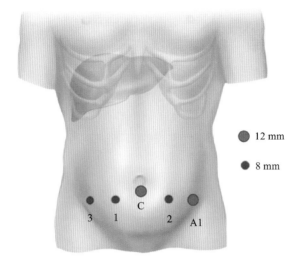

C—镜头孔；A1—辅助孔1；1、2、3—1、2、3号机械臂套管孔

图 2-1-10 下尿路机器人手术套管分布(经腹膜外途径)

第二节 机器人根治性膀胱切除术(男性)

一、概况

2000 年,美国 FDA 批准了达芬奇机器人手术系统的临床应用,同年机器人根治性前列腺切除术成功实施。随着机器人辅助腹腔镜根治性前列腺切除术的广泛应用,泌尿外科医生逐渐认识到机器人手术系统进行复杂盆腔手术的优势,从而大胆开展机器人根治性膀胱切除术(RARC)。Wolfram 等在 2003 年首次报道了机器人辅助腹腔镜根治性膀胱切除术和体内新膀胱术。Menon 是第一个将机器人根治性膀胱切除术步骤标准化的人。机器人根治性膀胱切除术的步骤如下:首先,在直肠膀胱陷凹底部附近做一个横切口,打开邓氏筋膜,与膀胱一起牵开精囊和输精管壶腹。将直肠前壁分离至前列腺尖部。随后,在无血管平面切开腹膜,以识别髂动脉分叉处的双侧输尿管。将双侧输尿管分离至三角区。分离双侧膀胱上动脉,在脐正中韧带旁切开腹膜,分离膀胱前间隙,分离耻骨前列腺韧带,游离膀胱和前列腺。

经过十余年的发展,机器人根治性膀胱切除术的有效性和安全性已得到证明,并在临床实践中得到了广泛的应用。与开放手术相比,机器人根治性膀胱切除术具有创伤小、手术视野暴露好、术中出血少、术后恢复快等优点。与开放手术和腹腔镜根治性膀胱切除术相比,机器人根治性膀胱切除术可以达到类似的肿瘤控制效果。近年来,可行的机器人盆腔淋巴结清扫和保留神经的膀胱切除术,进一步提高了患者的生活质量,改善了患者预后。

二、适应证和禁忌证

(一)适应证

机器人根治性膀胱切除术的指征包括肌层浸润性高级别膀胱癌、复发性膀胱尿路上皮癌、原位癌和非移行细胞癌。只有满足下列条件时，才能进行原位回肠新膀胱手术。

（1）男性患者肿瘤未侵及膀胱颈。

（2）尿道括约肌及盆底肌功能正常。

（3）无前尿道狭窄。

（4）无肠切除史。

（5）术中冰冻切片检查未发现肿瘤侵犯尿道残端。

（二）禁忌证

机器人根治性膀胱切除术的常见禁忌证如下。

（1）医学上不适合全身麻醉的患者。

（2）术前美国麻醉医师协会（ASA）评分Ⅳ、Ⅴ级的患者。

（3）预期寿命少于10年的患者。

（4）有腹部皮肤或腹壁组织感染的患者。

（5）活动性腹腔内感染或腹膜炎患者。

（6）肠梗阻患者。

（7）未纠正的凝血功能障碍患者。

（8）肿瘤侵及周围脏器的患者。

（9）有远处转移的患者。

三、术前准备

术前评估是为了判断患者是否适合手术和确定肿瘤的临床分期。超声检查通常用于初步评估。静脉尿路造影（IVU）可用于排除上尿路肿瘤。计算机体层摄影（CT）和磁共振成像（MRI）可用于判断肿瘤的局部浸润和远处转移。骨扫描对评估肿瘤骨转移是有用的。正电子发射-计算机体层摄影（PET-CT）可用于评估可疑转移病变。近年来，窄带成像（narrow-band imaging，NBI）技术应用增多，可以提高不典型膀胱肿瘤的检出率。经尿道膀胱肿瘤切除术（TURBT）是诊断膀胱癌最可靠的方法。除具有诊断作用外，TURBT还是治疗浅表性膀胱癌的主要方法。

术前2～3天开始做肠道准备：从进半流食、流食到清流食，配合口服肠道抗生素和静脉补充营养液。手术前晚和手术当天早晨给予清洁灌肠。术前常规备血，并插入胃肠减压管。术前2 h预防性给予抗生素。

四、体位和麻醉、机器人定泊和套管定位

体位、麻醉、气腹的建立、套管的放置和机器人手术系统的对接参见第二章第一节中"经腹腔途径的下尿路机器人手术入路的建立"。

五、手术过程

（1）游离右输尿管的中下段：采用30°腹腔镜。向头侧牵拉肠管，在骨盆侧壁辨认髂外动脉。腹膜下可见右输尿管蠕动。在输尿管跨髂血管处切开腹膜（图2-2-1）。分离输尿管走行处的腹膜，向下至膀胱（图2-2-2），向上至髂窝（图2-2-3）。将输尿管与输尿管周围筋膜一起游离，向远端游离直到输尿管进入膀胱处（图2-2-4），向近端游离到髂窝（图2-2-5）。对左输尿管重复上述步骤（图2-2-6）。

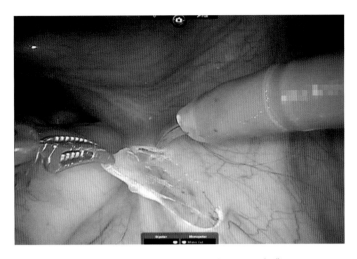

图 2-2-1　在输尿管跨髂血管处切开腹膜

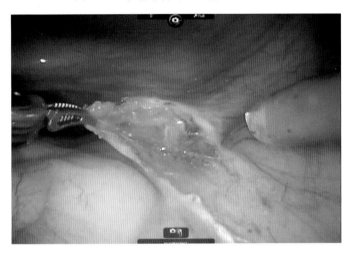

图 2-2-2　分离输尿管走行处的腹膜，向下至膀胱

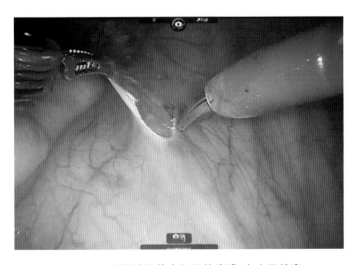

图 2-2-3　分离输尿管走行处的腹膜，向上至髂窝

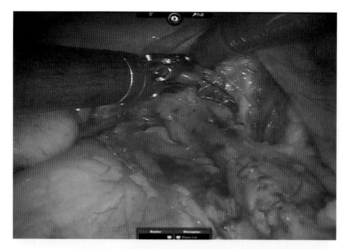

图 2-2-4　向远端游离输尿管与输尿管周围筋膜，直到输尿管进入膀胱处

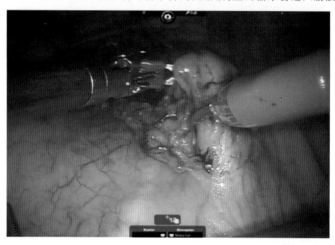

图 2-2-5　向近端游离输尿管，直至髂窝

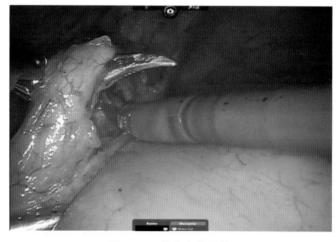

图 2-2-6　分离左输尿管

　　（2）游离输精管、精囊和前列腺背侧部：采用 0°腹腔镜。抓住膀胱圆顶，用 3 号机械臂牵拉，暴露直肠膀胱陷凹（图 2-2-7）。陷凹内一般可见两个横向腹膜反折弓；浅腹膜反折覆盖输尿管，而深腹膜反折覆盖输精管和精囊。在分离输尿管时，横向切开腹膜，从先前切开

的腹膜处延伸,正好在上述深腹膜反折的上方(图 2-2-8)。打开腹膜,暴露并分离双侧输精管和精囊(图 2-2-9)。继续向远端游离以暴露前列腺基底部。用 3 号机械臂抓住精囊并向上牵拉(图 2-2-10)。切开邓氏筋膜(图 2-2-11),可以看到直肠表面的脂肪组织,分离前列腺背侧部直至尖部(图 2-2-12)。

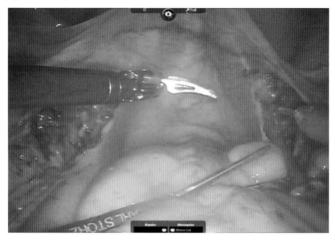

图 2-2-7　暴露直肠膀胱陷凹

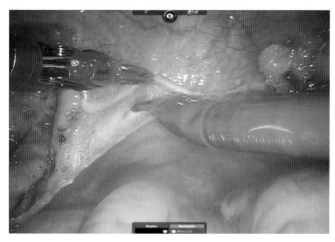

图 2-2-8　横向切开腹膜

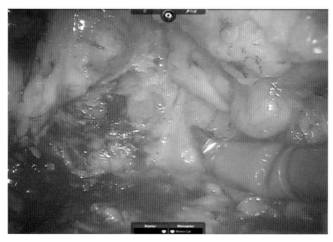

图 2-2-9　分离双侧输精管和精囊

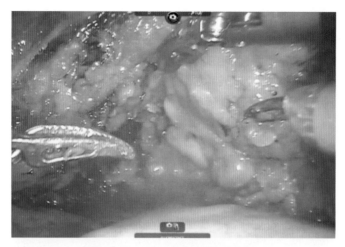

图 2-2-10　用 3 号机械臂提起精囊

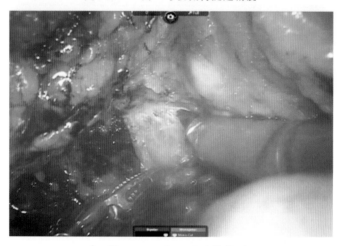

图 2-2-11　切开邓氏筋膜

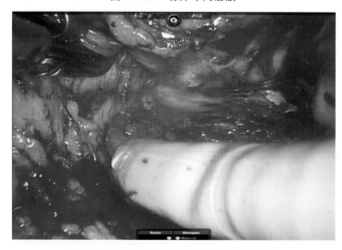

图 2-2-12　从前列腺的背侧部分离至尖部

　　（3）游离膀胱外侧壁：采用 30°腹腔镜，以更好地显露膀胱-前列腺侧蒂。此时不应切开脐正中韧带，以达到悬吊膀胱的目的。在骨盆壁附近离断输精管（图 2-2-13）。切开旁正中韧带、输精管和骨盆壁之间的腹膜（图 2-2-14）。分离膀胱侧壁与骨盆壁（图 2-2-15）。在游离输尿管远端过程中，向远端延伸侧腹膜切口，以连接先前的腹膜切口（图 2-2-16）。从骨盆壁向远端牵拉膀胱，暴露盆内筋膜。

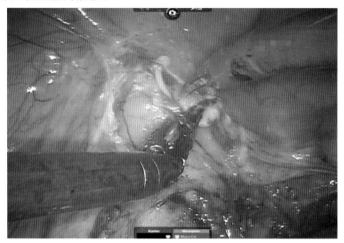

图 2-2-13　在骨盆壁附近离断输精管

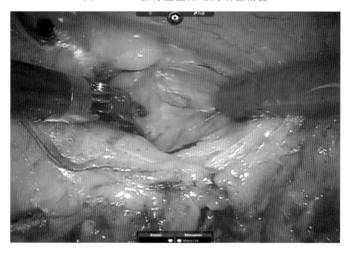

图 2-2-14　切开旁正中韧带、输精管和骨盆壁之间的腹膜

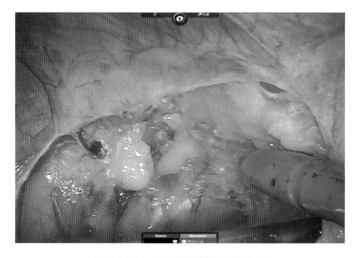

图 2-2-15　分离膀胱侧壁与骨盆壁

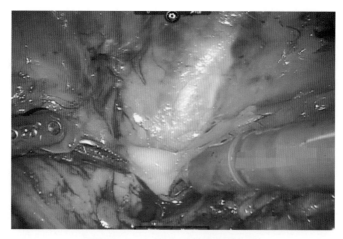

图 2-2-16　向远端延伸侧腹膜切口

　　切开盆内筋膜,钝性分离肛提肌(图 2-2-17),从侧面暴露前列腺尖部和尿道括约肌(图 2-2-18)。用 3 号机械臂抓住膀胱,向前和向左牵拉,暴露右侧膀胱血管蒂并使其处于紧张状态(图 2-2-19)。用 Hem-o-lok 夹夹闭双侧输尿管,并在输尿管开口附近离断(图 2-2-20),随后放置在髂窝附近。

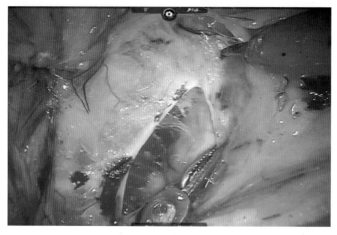

图 2-2-17　切开盆内筋膜,钝性分离肛提肌

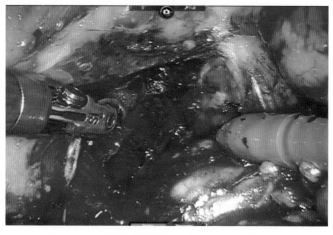

图 2-2-18　从侧面暴露前列腺尖部和尿道括约肌

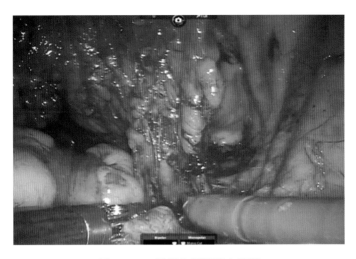

图 2-2-19 暴露右侧膀胱血管蒂

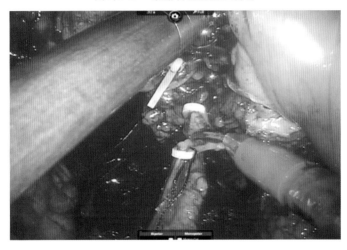

图 2-2-20 夹闭并离断输尿管

（4）用 Hem-o-lok 夹夹闭脐动脉，在近端用血管闭合系统（LigaSure）离断（图 2-2-21）。用 LigaSure 将膀胱血管蒂和前列腺血管蒂离断（图 2-2-22、图 2-2-23），游离前列腺至尖部。

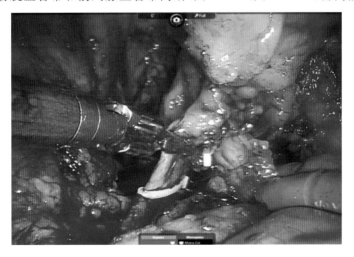

图 2-2-21 夹闭并离断脐动脉

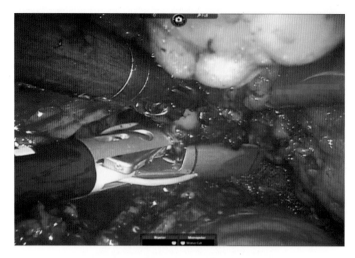

图 2-2-22　用 LigaSure 离断膀胱血管蒂

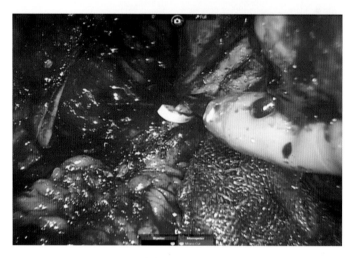

图 2-2-23　用 Hem-o-lok 夹夹闭并用 LigaSure 离断前列腺血管蒂

（5）游离膀胱前壁，结扎背深静脉复合体（DVC），横切前列腺尖部尿道，完整切除膀胱。

（6）采用 0°腹腔镜。切开腹膜前部，离断脐正中韧带（图 2-2-24）。向前列腺尖部切开耻骨后间隙（Retzius 间隙），暴露 DVC（图 2-2-25）。DVC 用 2-0 可吸收缝合线缝扎。持针时，弯针的凸面向上，平行于 DVC。沿着针的弧度弯曲运动进行 DVC 缝扎（图 2-2-26、图 2-2-27）。随后切开靠近前列腺尖部的尿道前壁。将导尿管从尿道中拔出，用 Hem-o-lok 夹夹住并剪断。在导尿管牵引下，暴露尿道后壁并切开。将前列腺尖部向近端牵拉；暴露直肠尿道肌并切开靠近前列腺的部位。膀胱、前列腺、双侧精囊和近端输精管被整块切除（图 2-2-28）。当尿道完全游离后，应拔除导尿管。在靠近前列腺尖部处，用 Hem-o-lok 夹夹闭近端尿道（图 2-2-29），并在 Hem-o-lok 夹远端离断尿道（图 2-2-30）。此步骤可防止膀胱尿漏，符合肿瘤手术原则。将标本放入标本袋中并取出。检查手术区域并止血（图 2-2-31）。

（7）行扩大盆腔淋巴结清扫术（参见第三章第一节）。

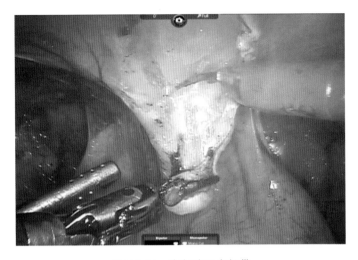

图 2-2-24　离断脐正中韧带

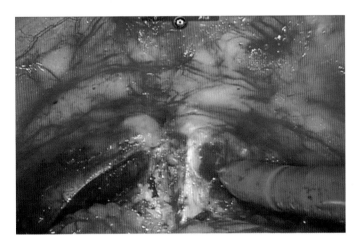

图 2-2-25　暴露 DVC

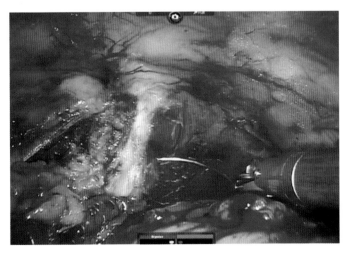

图 2-2-26　缝扎 DVC(一)

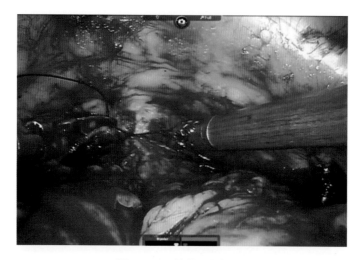

图 2-2-27　缝扎 DVC(二)

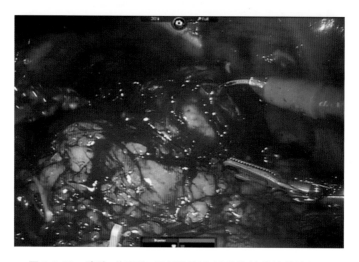

图 2-2-28　膀胱、前列腺、双侧精囊和近端输精管被整块切除

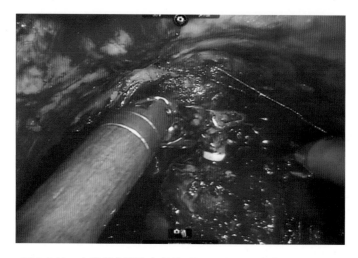

图 2-2-29　在靠近前列腺尖部处,用 Hem-o-lok 夹夹闭近端尿道

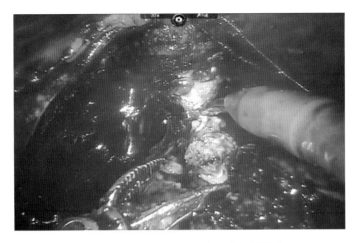

图 2-2-30 在 Hem-o-lok 夹远端离断尿道

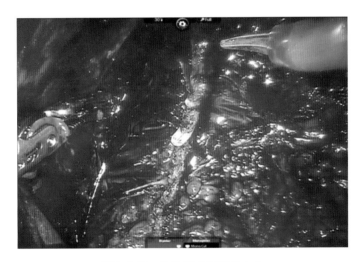

图 2-2-31 检查手术区域并止血

（8）尿流改道。如行 Bricker 术（回肠膀胱术），则将左输尿管经骶前区乙状结肠肠系膜穿通至右侧髂窝。请参阅相关内容。

六、术后处理

（一）饮食与患者体位

待患者麻醉苏醒、生命体征稳定后，取仰卧位（30°），排气后允许进食。对原位新膀胱，每天进行 4～5 次低压冲洗，以避免导尿管堵塞。

（二）拔除引流管

当 24 h 引流量较少时，可以拔除引流管。如果术中直肠受损，应延长引流管的放置时间。对于暂时性尿漏者，引流管需要放置较长时间。

（三）拔除导尿管和输尿管支架

行原位膀胱置换术 2 周后拔除导尿管。患者应定期排尿。术后 4 周或 4 周后取出双 J 管，以防出现尿漏。拔除导尿管后，压力性尿失禁很常见。患者进行盆底肌锻炼有助于盆底肌自控力的恢复。一般情况下,Briker 术中放置的回肠通道内支架应在术后 4 周移除。

七、并发症及其防治

(一) 术中出血

1. DVC 出血　通过切断耻骨附近的耻骨前列腺韧带可以避免 DVC 受到损伤。DVC 应准确缝合。DVC 出血难以控制时,应视情况转行开放手术。

2. 膀胱和前列腺外侧血管蒂出血　血管闭合系统(LigaSure 或 KLS)可用于血管蒂的横断。较厚的血管组织应用 Hem-o-lok 夹夹闭后,再用 LigaSure 横断。

3. 腹壁下动脉损伤出血　在放置套管时,腹壁下动脉可能会受损。当术后取出套管、降低气腹压力时,应仔细检查套管处切口,以防出血。

(二) 肠道并发症

1. 直肠损伤　在游离前列腺过程中,直肠可能会受到损伤。助手可将手指插入直肠,用于术中指引。如发生直肠损伤,应清除感染组织,用大量抗生素溶液冲洗,两层缝合伤口。术后应用广谱抗生素。术后肛门括约肌应适当扩张。并非所有的直肠损伤病例都需要行结肠造口术。术后患者可能需要禁食更长时间,导尿管也需要留置更长时间。

2. 肠瘘和疝　发生肠瘘者应行腹腔、盆腔引流,视情况行手术治疗。发生疝者应通过手术复位来处理。

3. 肠梗阻　一般可采用保守治疗。手术应按指征进行。

八、技术现状及展望

腹腔镜根治性膀胱切除术联合体外尿流改道术是近 15 年来逐步发展起来的一种新型手术治疗方法。根治性切除术加盆腔淋巴结清扫术与开放手术相比,在造成最小创伤的同时,可获得类似的肿瘤结局。经腹小切口的体外尿流改道术在技术上比腹腔镜尿流改道术更容易实施;同时,它也不损害微创的优势。腹腔镜尿流改道术由于涉及肠和输尿管吻合,在技术上具有挑战性。技术和设备的进步会使这种手术更加可行。但需要大样本的前瞻性随机对照研究来验证腹腔镜尿流改道术后患者的长期生存率。机器人根治性膀胱切除术沿用并发展了腹腔镜手术技术。这种先进的手术技术使没有腹腔镜手术经验的外科医生能够在短期培训后进行缝合、吻合等复杂的腹腔镜操作。然而,由于价格昂贵,机器人根治性膀胱切除术在中国尚未普及。目前关于机器人根治性膀胱切除术的报道多涉及体外尿流改道术。也有一些关于机器人辅助体内尿流改道术的报道,该术式可减轻手术切口疼痛,减少因肠道暴露而引起的并发症以及可能的体液流失。虽然机器人辅助腹腔镜根治性膀胱切除术(尤其是肠和膀胱重建术)需要较长的操作时间、技术难度高,但相比于腹腔镜根治性膀胱切除术,其在体内尿流改道方面具有明显的优势,因为机器人手术系统具有能放大的三维高清摄像系统和高度灵活的腔内关节腕机械系统。

2003 年,Beecken 等报道了第一例机器人辅助腹腔镜根治性膀胱切除术和原位膀胱术病例。患者为 58 岁男性,手术持续 8.5 h,术中出血量 200 mL,无并发症发生,获得满意的早期肿瘤学和功能学结果。2004 年,Balaji 等报道了他们行机器人辅助腹腔镜根治性膀胱切除术和体内尿流改道术的病例情况,手术时间 13.8 h,术中出血量 500 mL,无重大手术并发症发生,术后肠梗阻保守治疗成功。术后随访 5 个月,患者肾功能良好,无吻合口狭窄及肾积水。

目前,机器人辅助腹腔镜保留神经的根治性前列腺切除术已被广泛应用,而机器人辅助腹腔镜保留神经的根治性膀胱切除术相对应用较少。Menon 等在 2003 年首次报道了机器人辅助腹腔镜保留神经的根治性膀胱切除术。2014 年,Haberman 等回顾性分析了 29 例接受机器人辅助腹腔镜保留神经的根治性膀胱切除术的男性患者的病例资料,45% 的患者术后性功能良好,21% 的患者通过海绵体注射治疗恢复性功能。机器人辅助腹腔镜保留神经的根治性膀胱切除术与常规非保留神经的根治性膀胱切除术在手术时间、并发症发生率和肿瘤预后方面无显著差异。

参 考 文 献

[1] BABJUK M,OOSTERLINCK W,SYLVESTER R,et al. EAU guidelines on non-muscle-invasive urothelial carcinoma of the bladder,the 2011 update[J]. Eur Urol, 2011,59(6):997-1008.

[2] LAWRENTSCHUK N,COLOMBO R,HAKENBERG O W,et al. Prevention and management of complications following radical cystectomy for bladder cancer[J]. Eur Urol,2010,57(6):983-1001.

[3] GURU K A,KIM H L,PIACENTE P M,et al. Robot-assisted radical cystectomy and pelvic lymph node dissection:initial experience at Roswell Park Cancer Institute[J]. Urology,2007,69(3):469-474.

[4] MURPHY D G,CHALLACOMBE B J,ELHAGE O,et al. Robotic-assisted laparoscopic radical cystectomy with extracorporeal urinary diversion:initial experience[J]. Eur Urol,2008,54(3):570-580.

[5] WANG G J,BAROCAS D A,RAMAN J D,et al. Robotic vs open radical cystectomy: prospective comparison of perioperative outcomes and pathological measures of early oncological efficacy[J]. BJU Int,2008,101(1):89-93.

[6] PRUTHI R S,NIELSEN M E,NIX J,et al. Robotic radical cystectomy for bladder cancer:surgical and pathological outcomes in 100 consecutive cases[J]. J Urol,2010, 183(2):510-514.

[7] KAUFFMAN E C,NG C K,LEE M M,et al. Critical analysis of complications after robotic-assisted radical cystectomy with identification of preoperative and operative risk factors[J]. BJU Int,2010,105(4):520-527.

[8] 朱捷,高江平,徐阿祥,等. 机器人辅助腹腔镜根治性膀胱切除体外尿流改道术[J]. 中华外科杂志,2009,47(16):1242-1244.

[9] GURU K A,NYQUIST J,PERLMUTTER A,et al. A robotic future for bladder cancer? [J]. Lancet Oncol,2008,9(2):184.

[10] NIX J,SMITH A,KURPAD R,et al. Prospective randomized controlled trial of robotic versus open radical cystectomy for bladder cancer:perioperative and pathologic results[J]. Eur Urol,2010,57(2):196-201.

[11] MENON M,HEMAL A K,TEWARI A,et al. Nerve-sparing robot-assisted radical cystoprostatectomy and urinary diversion[J]. BJU Int,2003,92(3):232-236.

[12] NG C K,KAUFFMAN E C,LEE M M,et al. A comparison of postoperative

complications in open versus robotic cystectomy[J]. Eur Urol,2010,57(2):274-281.

[13]   HAYN M H,HELLENTHAL N J,HUSSAIN A,et al. Defining morbidity of robot-assisted radical cystectomy using a standardized reporting methodology[J]. Eur Urol,2011,59(2):213-218.

[14]   PRUTHI R S, STEFANIAK H, HUBBARD J S, et al. Robotic anterior pelvic exenteration for bladder cancer in the female:outcomes and comparisons to their male counterparts[J]. J Laparoendosc Adv Surg Tech A,2009,19(1):23-27.

[15]   LERNER S P,SKINNER D G,LIESKOVSKY G,et al. The rationale for en bloc pelvic lymph node dissection for bladder cancer patients with nodal metastases:long-term results[J]. J Urol,1993,149(4):758-765.

[16]   POULSEN A L,HORN T,STEVEN K. Radical cystectomy:extending the limits of pelvic lymph node dissection improves survival for patients with bladder cancer confined to the bladder wall[J]. J Urol,1998,160(6 Pt 1):2015-2020.

[17]   HERR H W,BOCHNER B H,DALBAGNI G,et al. Impact of the number of lymph nodes retrieved on outcome in patients with muscle invasive bladder cancer[J]. J Urol,2002,167(3):1295-1298.

[18]   ZEHNDER P,STUDER U E,SKINNER E C,et al. Super extended versus extended pelvic lymph node dissection in patients undergoing radical cystectomy for bladder cancer:a comparative study[J]. J Urol,2011,186(4):1261-1268.

[19]   PRUTHI R S,WALLEN E M. Robotic assisted laparoscopic radical cystoprostatectomy: operative and pathological outcomes[J]. J Urol,2007,178(3 Pt 1):814-818.

[20]   BEECKEN W D, WOLFRAM M, ENGL T, et al. Robotic-assisted laparoscopic radical cystectomy and intra-abdominal formation of an orthotopic ileal neobladder [J]. Eur Urol,2003,44(3):337-339.

[21]   PRUTHI R S, NIX J, MCRACKAN D, et al. Robotic-assisted laparoscopic intracorporeal urinary diversion[J]. Eur Urol,2010,57(6):1013-1021.

[22]   JONSSON M N, ADDING L C, HOSSEINI A, et al. Robot-assisted radical cystectomy with intracorporeal urinary diversion in patients with transitional cell carcinoma of the bladder[J]. Eur Urol,2011,60(5):1066-1073.

[23]   COLLINS J W,SOORIAKUMARAN P,WIKLUND N P. Launching and evolving a robotic cystectomy service by developing your 'FORTE'[J]. BJU Int,2014,113(4): 520-522.

[24]   SNOW-LISY D C,CAMPBELL S C,GILL I S,et al. Robotic and laparoscopic radical cystectomy for bladder cancer:long-term oncologic outcomes[J]. Eur Urol,2014,65 (1):193-200.

[25]   GOH A C, GILL I S, LEE D J, et al. Robotic intracorporeal orthotopic ileal neobladder:replicating open surgical principles[J]. Eur Urol,2012,62(5):891-901.

[26]   DESAI M M,GILL I S,DE CASTRO ABREU A L,et al. Robotic intracorporeal orthotopic neobladder during radical cystectomy in 132 patients[J]. J Urol,2014,192 (6):1734-1740.

第三节　机器人根治性膀胱切除术(女性)

一、概况

性别对发病率和死亡率有影响是膀胱癌的特征之一。在美国和北欧,男性与女性膀胱癌发病率之比为 3∶1。这可能与男、女性吸烟比例和接触工业致癌物的不同,以及激素水平不同等有关。虽然女性膀胱癌发病率相对较低,但女性患者的预后欠佳。此外,膀胱恶性肿瘤患者可能有类似于良性肿瘤的早期症状,从而会延迟对膀胱癌的诊断。

女性浸润性膀胱癌的金标准手术方式是切除膀胱、尿道、子宫、阴道和卵巢。在低级别肿瘤中,由于尿道、阴道或子宫颈受累的可能性较低,可尝试尿道和阴道保留手术。Sanchez de Badajoz 等在 1995 年首次报道了采用腹腔镜根治性膀胱切除术治疗女性膀胱癌。Menon 等首次报道了针对女性患者的机器人根治性膀胱切除术(RARC)与可控性尿流改道术。为了减少失血和缩短住院时间,实现肠道功能的早期、快速恢复,RARC 现已成为一种微创的替代治疗方案,一些文献主要针对男性患者 RARC 进行了报道。男性患者中令人鼓舞的肿瘤学、功能学和围手术期结果,加上机器人女性盆腔手术经验的增长,为女性患者 RARC 的施行奠定了坚实的基础。

二、适应证和禁忌证

(一)适应证

(1)肌层浸润性膀胱癌。

(2)高危间质浸润性膀胱癌(pT_1G_3)。

(3)不可切除的浅表膀胱癌(高危癌)。

(4)膀胱内免疫治疗或化疗后复发性膀胱原位癌。

(二)禁忌证

(1)发生急性血栓事件。

(2)T_4 期膀胱癌。

三、术前准备

患者在手术前 2 天开始进流食,在手术前 1 天开始进清流食。手术前 1 天可进行机械肠道准备(参见男性患者 RARC 相关内容)。对于需要切除子宫、卵巢和部分阴道壁的患者,术前还需要行阴道冲洗。

四、体位和麻醉、机器人定泊和套管定位

体位、麻醉、气腹的建立、套管的放置和机器人手术系统的对接已在第二章第一节"下尿路机器人手术入路的建立"中有详细的描述。

五、手术过程

经典(标准)根治性膀胱切除术(女性)本质上是一种前盆腔清除术。膀胱、整个尿道、子

宫、大部分阴道前壁、输卵管和卵巢被切除。

1. 松解粘连,暴露直肠子宫陷凹(道格拉斯腔)　松解乙状结肠与膀胱和骨盆左侧的粘连。使用3号机械臂向头侧提起并牵拉子宫,将小肠从骨盆内移往腹腔。

2. 游离双侧输尿管　在输尿管跨越髂血管处切开腹膜并游离输尿管(图2-3-1)。游离过程中应充分保留输尿管的血供,避免直接钳夹输尿管。注意寻找输尿管走行过程中的无血管层面:内侧面为腹膜和输尿管之间的无血管区域,外侧面为输尿管和髂血管间的无血管区域。在子宫颈水平注意从外侧到内侧穿过输尿管的子宫血管("桥下流水")。输尿管的游离尽可能靠近膀胱,每侧使用两个Hem-o-lok夹。放置Hem-o-lok夹前,在近端Hem-o-lok夹处系一条拉线,以便于识别输尿管和随后进行重建。输尿管的远端边缘可以行冰冻切片检查。将切开的输尿管藏在上腹部,远离骨盆区。

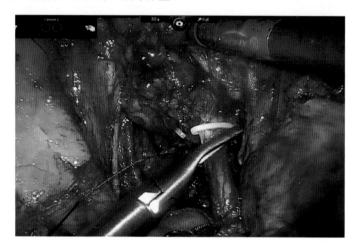

图2-3-1　游离左输尿管

3. 卵巢悬韧带和子宫支持韧带的分离　卵巢悬韧带(又称骨盆漏斗韧带)位于卵巢的上方和外侧,并包绕卵巢血管。利用3号机械臂向内侧牵拉子宫,切开覆盖骨盆漏斗韧带的腹膜,夹闭或交替电凝卵巢血管后离断(图2-3-2)。使用单极电剪切开子宫阔韧带,外侧边界至输卵管,内侧边界至髂血管。游离并离断子宫圆韧带(图2-3-3)。在子宫主韧带水平,确定子宫动脉,并用双极钳夹住或电灼。

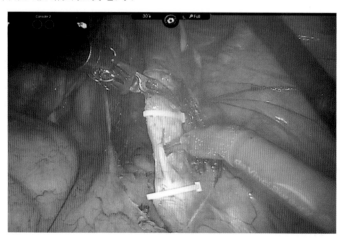

图2-3-2　游离右侧骨盆漏斗韧带

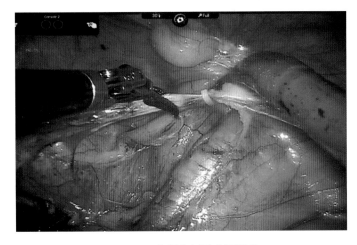

图 2-3-3　离断右侧子宫圆韧带

4. 游离膀胱侧蒂　在脐正中韧带外侧切开顶部腹膜,钝性游离膀胱周围脂肪组织直至耻骨和盆底筋膜水平(图 2-3-4)。对女性患者不用切开双侧盆底筋膜,这有利于后期尿控功能的恢复。继续沿着该平面游离,直至与之前游离输尿管的平面汇合,从而充分暴露膀胱侧蒂。本步骤的关键是保留顶部脐正中韧带,这样可以利用它们对膀胱的上提牵拉作用,方便处理侧后方的膀胱侧蒂血管。

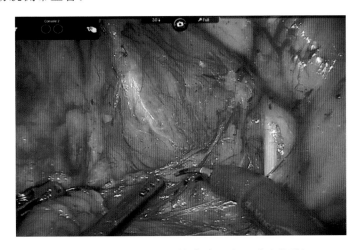

图 2-3-4　游离右侧盆底筋膜(不用切开盆底筋膜)

5. 游离阴道壁　通过活动举宫杯,能够准确判断阴道后壁和子宫的交界处。在交界处下方横向切开阴道后壁(图 2-3-5),可以看到阴道内部的举宫杯。向两侧延长阴道后壁切口,并完整切除包含膀胱和阴道前壁的整块组织。避免膀胱内尿液外渗和盆腔内气腹压力过低是本步骤的操作关键,可以在阴道内塞入足量宫纱以防止漏气。

6. 离断膀胱侧蒂　在顶部脐正中韧带的悬吊作用下,配合应用机器人 3 号机械臂向中线处牵拉,能够充分暴露膀胱侧蒂并使其保持张力,从而避免离断时损伤髂内血管。由于负责控制性功能的自主神经靠近膀胱蒂并沿阴道侧壁走行,如果计划进行神经保留手术,应注意避免使用能量器械。如果不保留神经,可以通过助手侧的辅助孔置入 LigaSure 或者血管切割闭合器离断膀胱侧蒂(图 2-3-6),同时要注意避免损伤髂内血管和直肠。本步骤与男性 RARC 的操作要求相似。

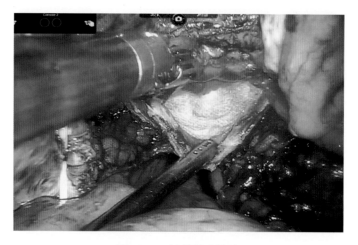

图 2-3-5　切开阴道后壁

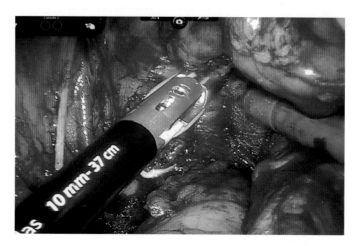

图 2-3-6　用 LigaSure 离断阴道壁(膀胱侧蒂)

7. 游离膀胱前壁　切开顶部的脐正中韧带,使膀胱下降后进入耻骨后间隙(图 2-3-7)。

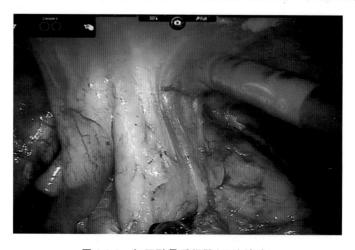

图 2-3-7　打开耻骨后间隙(下降膀胱)

8. 解剖尿道　沿着膀胱颈的轮廓游离尿道直至尿道轮廓清晰可见。管状游离尿道并且在靠近膀胱颈水平离断尿道对于后期行正位新膀胱术非常重要。在离断尿道之前，可以使用 Hem-o-lok 夹夹闭尿道（图 2-3-8），避免膀胱内尿液外漏，遵循手术的无瘤原则。

9. 重建阴道壁　对于切除的小体积标本，可以装袋后从阴道切口经阴道取出；对于大体积标本，一般建议装袋后，待全部手术操作结束后从下腹正中切口取出。对于阴道壁切口，通常使用 4-0 倒刺线沿水平方向连续缝合（图 2-3-9），避免术后阴道持续渗液。

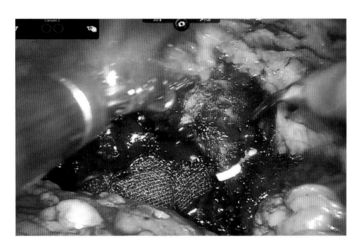

图 2-3-8　用 Hem-o-lok 夹夹闭尿道

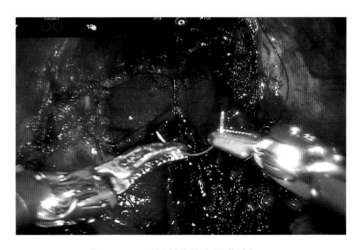

图 2-3-9　用倒刺线缝合阴道壁切口

10. 盆腔淋巴结清扫术　可以参考第三章第一节相关内容。

六、术后处理

对所有患者，无论性别，均遵循标准化的膀胱切除术护理路径。这包括使用促胃肠动力药、非麻醉性镇痛药，早期下床活动和行快速营养支持。当腹腔引流量小于 200 mL 时可以拔除引流管。如果术后患者病情平稳，输尿管支架管可在术后 4 周左右拔除。

七、并发症及其防治

1. 肠瘘、内疝　充分引流腹腔和盆腔的积液,必要时需手术修复。

2. 输尿管梗阻、尿漏和反流　对于轻度尿漏者,可以延长单 J 管拔除时间,若较长时间不能恢复,则需要手术修复;轻度梗阻和反流一般不用处理,若梗阻或反流情况较严重,导致尿路感染,可再次行抗反流的输尿管吻合术。

八、技术现状及展望

随着 RARC 的普及,越来越多的泌尿外科医生熟悉腹腔镜下盆腔解剖结构,并逐渐掌握膀胱切除手术。然而,男、女性骨盆的解剖结构存在差异,外科医生在对女性患者进行 RARC 之前应该考虑到这一点。与男性相比,女性拥有更宽的骨盆,因此手术穿刺套管的放置间距可以更大,从而避免器械碰撞。此外,如果进行机器人尿流改道术,可以通过阴道取出标本,避免在患者体表留下较大的手术切口。另外,由于机器人前列腺切除术和男性患者膀胱切除术在泌尿外科盆腔手术中占比较大,泌尿外科医生可能对女性盆腔解剖结构不太熟悉,使得女性患者的 RARC 更具挑战性。在大多数情况下,女性患者膀胱切除术包括清除前盆腔器官和组织,如卵巢、输卵管、子宫、子宫颈和部分阴道前壁等,手术步骤相对更加烦琐。

参 考 文 献

[1] SCOSYREV E, TRIVEDI D, MESSING E. Female bladder cancer: incidence, treatment, and outcome[J]. Curr Opin Urol, 2010, 20(5): 404-408.

[2] SCHOENBERG M, HORTOPAN S, SCHLOSSBERG L, et al. Anatomical anterior exenteration with urethral and vaginal preservation: illustrated surgical method[J]. J Urol, 1999, 161(2): 569-572.

[3] SÁNCHEZ DE BADAJOZ E, GALLEGO PERALES J L, RECHE ROSADO A, et al. Laparoscopic cystectomy and ileal conduit: case report[J]. J Endourol, 1995, 9(1): 59-62.

[4] MENON M, HEMAL A K, TEWARI A, et al. Robot-assisted radical cystectomy and urinary diversion in female patients: technique with preservation of the uterus and vagina[J]. J Am Coll Surg, 2004, 198(3): 386-393.

[5] JONSSON M N, ADDING L C, HOSSEINI A, et al. Robot-assisted radical cystectomy with intracorporeal urinary diversion in patients with transitional cell carcinoma of the bladder[J]. Eur Urol, 2011, 60(5): 1066-1073.

[6] SMITH A B, RAYNOR M C, PRUTHI R S. Peri- and postoperative outcomes of robot-assisted radical cystectomy(RARC)[J]. BJU Int, 2011, 108(6 Pt 2): 969-975.

[7] HOSSEINI A, ADDING C, NILSSON A, et al. Robotic cystectomy: surgical technique[J]. BJU Int, 2011, 108(6 Pt 2): 962-968.

[8] DAVIS J W, CASTLE E P, PRUTHI R S, et al. Robot-assisted radical cystectomy: an expert panel review of the current status and future direction[J]. Urol Oncol, 2010, 28(5): 480-486.

［9］　LOWERY W J，LEATH C A 3RD，ROBINSON R D. Robotic surgery applications in the management of gynecologic malignancies［J］. J Surg Oncol，2012，105（5）：481-487.

［10］　HAYN M H，HELLENTHAL N J，HUSSAIN A，et al. Does previous robot-assisted radical prostatectomy experience affect outcomes at robot-assisted radical cystectomy? Results from the International Robotic Cystectomy Consortium［J］. Urology，2010，76(5)：1111-1116.

［11］　PRUTHI R S，STEFANIAK H，HUBBARD J S，et al. Robotic anterior pelvic exenteration for bladder cancer in the female：outcomes and comparisons to their male counterparts［J］. J Laparoendosc Adv Surg Tech A，2009，19(1)：23-27.

［12］　CÁRDENAS-TURANZAS M，COOKSLEY C，KAMAT A M，et al. Gender and age differences in blood utilization and length of stay in radical cystectomy：a population-based study［J］. Int Urol Nephrol，2008，40(4)：893-839.

［13］　SIEGRIST T，SAVAGE C，SHABSIGH A，et al. Analysis of gender differences in early perioperative complications following radical cystectomy at a tertiary cancer center using a standardized reporting methodology［J］. Urol Oncol，2010，28(1)：112-117.

第四节　机器人尿流改道术

一、概况

尿流改道术是决定根治性膀胱切除术的疗效及术后患者生活质量的关键。尿流改道术主要分为非可控性尿流改道术与可控性尿流改道术。前者主要包括输尿管皮肤造瘘、回肠膀胱术等手术方式，后者分为原位可控膀胱术与异位可控膀胱术。常见的原位膀胱除了Studer膀胱外，还有Hautmann膀胱、Padua膀胱、Y形新膀胱、U形新膀胱以及邢氏原位回肠新膀胱等。近年来随着机器人手术技术的发展，机器人全腔内尿流改道术的应用得到推广。据统计，机器人全腔内尿流改道术使用率从2005年的9%上升到2015年的97%，其中原位新膀胱术的使用率从7%上升到17%，到2018年使用率上升到23%。

机器人全腔内尿流改道术的优点主要包括再入院率低，术后输血率低，输尿管狭窄发生率低，早期并发症及严重并发症的发生率也相对低。目前Studer原位新膀胱术因具有大容量、低压高顺应性、可排空膀胱而无残余尿等特点，成为主流的尿流改道术。本节主要对机器人辅助腹腔镜全腔内Studer原位新膀胱术和全腔内回肠通道术的相关内容进行介绍。

二、适应证和禁忌证

（一）适应证

在满足机器人根治性膀胱切除术适应证（具体可参考第二章第二、三节）的同时，还需具备以下条件。

（1）男性患者膀胱颈无肿瘤侵犯，女性患者三角区无肿瘤侵犯。

（2）无前尿道狭窄。

（3）尿道括约肌及盆底功能正常。

（4）膀胱肿瘤分期预估在 T_2 期以内，并通过术中冰冻活检辅助确认无尿道残端浸润。

（5）肾功能良好。

（6）无明确的肠道疾病史。

（二）禁忌证

在排除机器人根治性膀胱切除术禁忌证（具体可参考第二章第二、三节）的同时，还有以下禁忌证。

1. 绝对禁忌证

（1）患者预期寿命短，术前影像学检查提示肿瘤分期超过 T_2 期，膀胱镜检查怀疑膀胱颈或膀胱三角恶性浸润。

（2）术中冰冻活检证实有尿道残端或者淋巴结浸润。

（3）肾功能受损，血肌酐水平>177 μmol/L。

（4）肝功能受损。

（5）患有精神障碍或手部灵敏活动受损，导致生活不能自理。

2. 相对禁忌证

（1）患有炎症性肠病。

（2）控制排尿相关的括约肌无功能。

（3）有反复发作的尿道狭窄史。

（4）有腹盆腔放射治疗或者大手术史。

（5）老年患者（80 岁以上）。

（6）病态肥胖（BMI>30 kg/m^2）。

三、术前准备

除了常规的术前检查外，还需要评估患者是否适合进行手术和肿瘤的临床分期。肾、输尿管及膀胱平片（KUB）及超声检查通常作为初步评估手段。静脉尿路造影（IVU）可用于排除上尿路肿瘤。计算机体层摄影（CT）和磁共振成像（MRI）可用于评估肿瘤的局部浸润和远处转移情况。骨扫描可用于评估是否有骨转移。正电子发射-计算机体层摄影（PET-CT）可用于评估可疑转移病变，特别有助于评估淋巴结转移情况。经尿道膀胱肿瘤切除术是诊断膀胱癌最可靠的方法。窄带成像技术（narrow-band imaging，NBI）可以提高不典型膀胱肿瘤的检出率。

术前准备整体遵循加速康复外科理念，可根据患者情况科学取舍。经典的术前准备：术前 2～3 天开始进行肠道准备，从半流食、流食过渡到清流食，配合口服肠道抗生素和进行静脉营养。手术前晚和手术当天早晨给予清洁灌肠。常规备血，并留置胃肠减压管。术前 2 h 预防性给予抗生素。

四、体位和麻醉

患者采用气管插管，全身复合麻醉。常规消毒、铺单。插入 14F 导尿管，用 10～20 mL 生理盐水充盈气囊。取头低足高半截石位（图 2-4-1），用 Allen 脚蹬固定下肢，以利于机器人设备进入会阴区，如果是第四代机器人，则对患者腿的位置要求不高。在膀胱切除完成后，先撤离机器人设备，使患者恢复成平卧分腿位（图 2-4-2），重新装机。

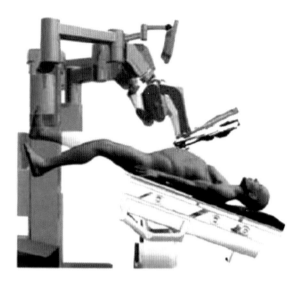

图 2-4-1　头低足高半截石位

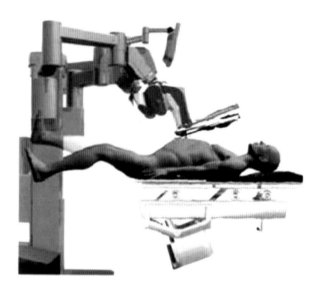

图 2-4-2　平卧分腿位

五、机器人定泊和套管定位

套管的整体分布位置与机器人根治性膀胱切除术相同,具体可参考相关章节。机器人设备以脐正中线为轴向患者分开的两腿间移动。对接机器人设备之后安装镜头,1 号机械臂放置单极电剪,2 号机械臂放置双极马里兰钳,3 号机械臂放置 Cardiere 钳,助手位于患者左侧。如果患者身形较小,可以适当将所有套管位置向头侧移动 1~2 cm。

在膀胱切除完成后,移开手术设备,将患者恢复成平卧分腿位,使回肠尽量下降,方便处理肠道,减小后续新膀胱和尿道吻合的张力。于反麦氏点置入 12 mm 套管,作为切割闭合器通道,并于正中线耻骨联合上 2 cm 处置入 5 mm 套管,用于留置单 J 管(图 2-4-3)。完成套管布局后,沿镜头孔与膀胱体表投影点连线方向将机器人设备自患者会阴侧推至手术床旁并定泊。

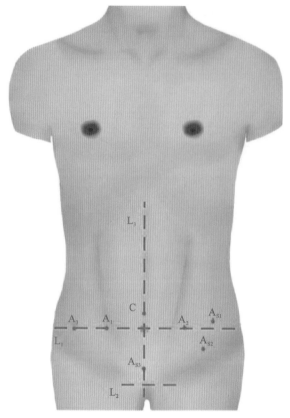

L₁—脐水平线；L₂—耻骨水平线；L₃—腹部正中线；A₁—1号机械臂孔；A₂—2号机械臂孔；A₃—3号机械臂孔；
A$_{s1}$、A$_{s2}$—12 mm辅助套管孔；A$_{s3}$—5 mm辅助套管孔

图 2-4-3　套管布局

六、手术过程

(一)机器人辅助腹腔镜全腔内 Studer 原位新膀胱术

1. 合并输尿管　充分游离左输尿管,并将其从骶前筋膜移至右侧,与右输尿管放在一起备用(图 2-4-4)。

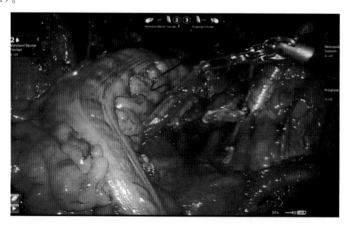

图 2-4-4　合并输尿管

2. 回肠的选择 将回肠平铺下拉至盆腔。在距离回盲肠近端 30 cm 处选取目标回肠 50 cm(图 2-4-5)。回肠最低点尽可能无张力地与尿道残端吻合,可通过 4-0 倒刺线吻合加固尿道后壁组织与邓氏(Denonvilliers)筋膜减小张力(图 2-4-6)。如张力过大,可通过松解肠系膜的方法进一步减小回肠尿道吻合的张力(图 2-4-7)。将自制的 10 cm 标尺放入腹腔(熟练后可通过目测,腹腔内髂骨至耻骨的距离约为 10 cm),选取距离回盲部约 40 cm 的回肠最低点作为新膀胱颈口。

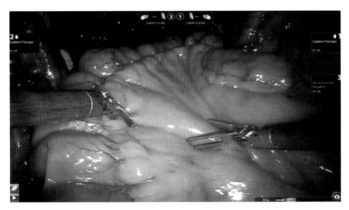

图 2-4-5 选取目标回肠

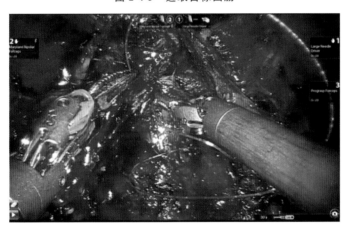

图 2-4-6 用倒刺线吻合加固尿道后壁组织

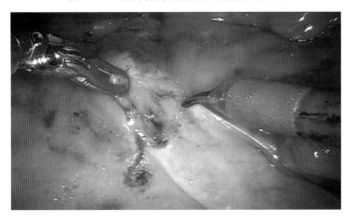

图 2-4-7 松解肠系膜减小张力

3. 新膀胱颈口与尿道吻合 锚定新膀胱颈口,可利用4-0倒刺线进一步加固新膀胱颈口后壁与尿道后壁(图2-4-8)。打开新膀胱颈口部位的回肠约1.5 cm,并在导尿管的指引下用4-0倒刺线以单针法吻合尿道与新膀胱颈口(图2-4-9)。

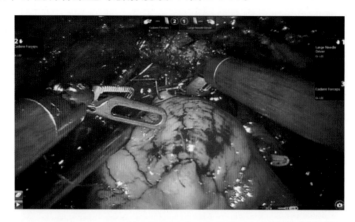

图 2-4-8 用倒刺线加固新膀胱颈口后壁与尿道后壁

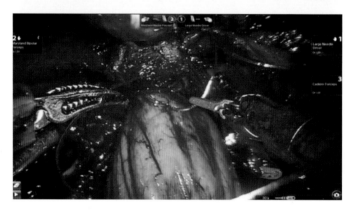

图 2-4-9 吻合尿道与新膀胱颈口

4. 截取新膀胱回肠段 选取构建新膀胱所需回肠约50 cm,新膀胱颈口近端为40 cm(图2-4-10)、远端为10 cm(图2-4-11)。用切割闭合器截取所需肠段,切割闭合器的置入位置可灵活运用 A_{s1}、A_{s2} 两个辅助套管通道,方便确切处理肠道(图2-4-12、图2-4-13)。

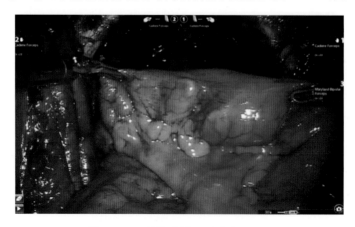

图 2-4-10 新膀胱颈口近端为 40 cm

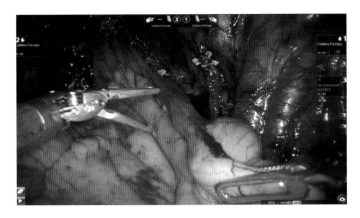

图 2-4-11　新膀胱颈口远端为 10 cm

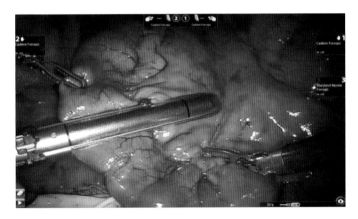

图 2-4-12　用切割闭合器截取所需肠段(一)

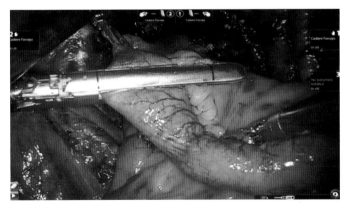

图 2-4-13　用切割闭合器截取所需肠段(二)

5. 恢复肠道的连续性　切除两段回肠末端的吻合线以显露肠腔,对系膜缘使用切割闭合器进行侧侧吻合(图 2-4-14),并可以使用多个钉仓以确保肠道有足够的通畅性,之后用切割闭合器闭合肠管缺损(图 2-4-15)。还可采用 Overlap 吻合方式恢复肠道连续性,使肠道恢复到更符合生理结构的状态。具体方法如下:于近端肠管对系膜缘侧距断端 5～6 cm

（与钉仓缝合线长度相近）处剪开约 1 cm 切口，置入切割闭合器一侧钉仓。于远端肠管对系膜缘侧距断端约 0.5 cm 处剪开约 1 cm 切口，置入切割闭合器另一侧钉仓，沿对系膜缘闭合切割（图 2-4-16）。使用 5-0 Vicryl 可吸收缝合线间断缝合并关闭肠管缺口（图 2-4-17、图 2-4-18）。

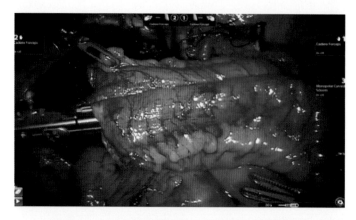

图 2-4-14　对系膜缘使用切割闭合器进行侧侧吻合

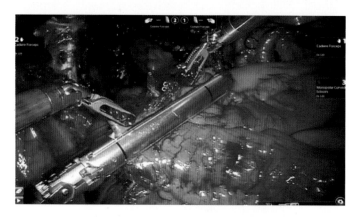

图 2-4-15　用切割闭合器闭合肠管缺损

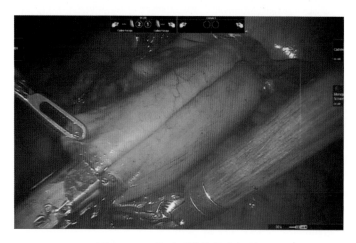

图 2-4-16　沿对系膜缘闭合切割

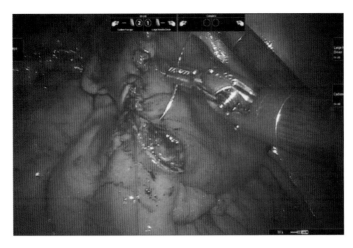

图 2-4-17 间断缝合并关闭肠管缺口(一)

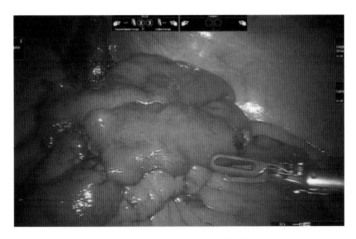

图 2-4-18 间断缝合并关闭肠管缺口(二)

6. 新膀胱重建 完整保留输入段近心端 10 cm 肠管,将其余肠管沿对系膜缘去管化(图 2-4-19),去管化的背侧肠管面为新膀胱后壁,在对称的位置定位缝合标记线(图 2-4-20),

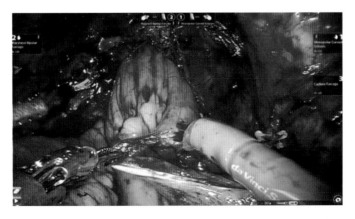

图 2-4-19 完整保留输入段近心端 10 cm 肠管,将其余肠管去管化

之后用 4-0 倒刺线,以浆肌层内翻缝合的方法 U 形缝合新膀胱后壁(图 2-4-21)。去管化的腹侧肠管壁为新膀胱前壁,将前壁聚拢成近似球形,在对称的位置定位缝合标记线,采用与后壁同样的缝合方法缝合前壁(图 2-4-22)。在输入段远心端留一缺口,方便后续置入单 J 管。

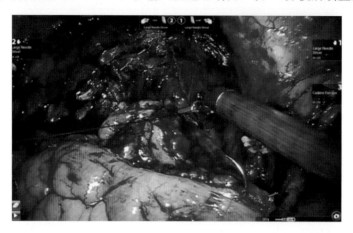

图 2-4-20　缝合标记线

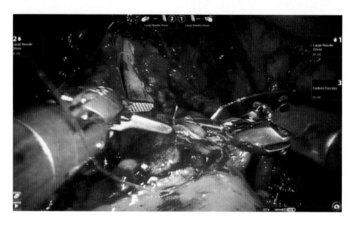

图 2-4-21　U 形缝合新膀胱后壁

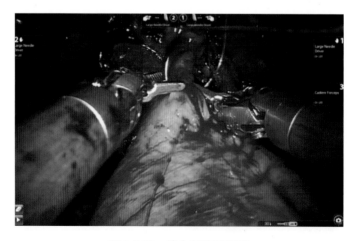

图 2-4-22　缝合新膀胱前壁

7. 双侧输尿管的再植 用机器人 3 号机械臂牵引双侧输尿管至对称位置,纵向劈开输尿管 1.5 cm 左右,采用 5-0 Vicryl 可吸收缝合线以 Wallace 法合并输尿管后壁(图 2-4-23)。打开输入段近心端,并进行修整,可切除多余的肠道黏膜(图 2-4-24),从 A$_{s3}$ 辅助套管通道通过输入段远心端留置缺口置入双侧单 J 管于输尿管内(图 2-4-25),将合并后的输尿管与输入段近心端进行再植吻合(图 2-4-26),并切除多余的输尿管残端。再植完成后,进一步关闭新膀胱前壁缺口,同时固定双侧单 J 管(图 2-4-27)。

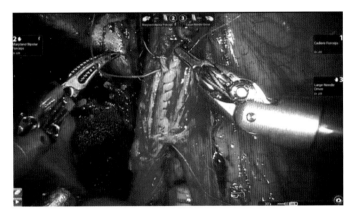

图 2-4-23 合并输尿管后壁

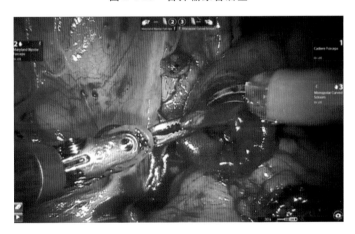

图 2-4-24 打开输入段近心端,并进行修整

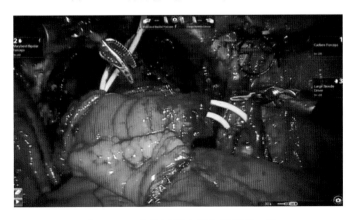

图 2-4-25 在输尿管内置入双侧单 J 管

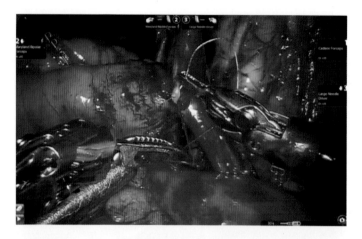

图 2-4-26 将合并后的输尿管与输入段近心端进行再植吻合

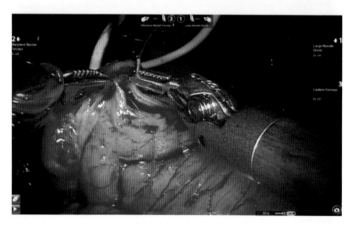

图 2-4-27 进一步关闭新膀胱前壁缺口,同时固定双侧单 J 管

8. 新膀胱测漏 新膀胱留置导尿管,注无菌水 50～100 mL,检测新膀胱是否有漏口(图 2-4-28),如有漏口,可进一步加固。留置引流管,可由腹部正中切口取出标本。

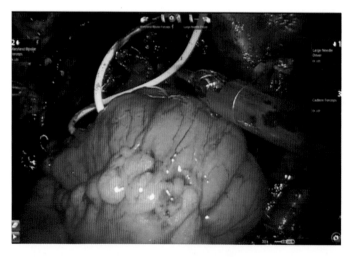

图 2-4-28 新膀胱测漏

(二)机器人辅助腹腔镜全腔内回肠通道术

在距离回盲部 10～15 cm 处截取 15 cm 左右的回肠段作为通道,双侧输尿管于回肠通道近端 1 cm 左右植入(图 2-4-29),再植吻合方法可参考全腔内 Studer 原位新膀胱术。从机器人 1 号机械臂套管切口牵引出回肠通道,缝合成造口。在回肠通道中插入导尿管进行测漏。留置引流管,可由脐下腹部正中切口取出标本。

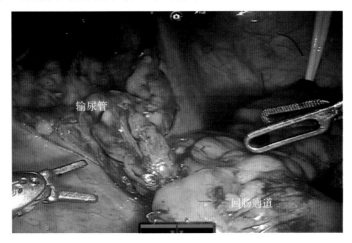

图 2-4-29　机器人辅助腹腔镜全腔内回肠通道植入

七、术后处理

(一)饮食和术后体位

待患者麻醉苏醒、生命体征稳定后,可采用 30°仰卧位。排气后可以进食,可根据加速康复外科理念早期刺激肠道功能恢复。对新膀胱患者每天进行 4～5 次低压冲洗,避免导尿管堵塞。

(二)拔除腹腔引流管

24 h 引流量较少时可拔除腹腔引流管。如术中发生直肠损伤或存在暂时性尿漏,腹腔引流管应留置较长时间。

(三)拔除单 J 管和导尿管

原位新膀胱术后 3～4 周可拔除单 J 管,双侧单 J 管拔除时间建议间隔 1 周,如有尿漏需延长拔除时间。术后 2 周拔除导尿管,可根据情况适当延长拔除时间,在拔除前间断夹闭导尿管进行膀胱功能和容量的锻炼。拔除导尿管后的压力性尿失禁比较常见,盆底肌锻炼有助于尿控能力的恢复。回肠通道术后 4 周取出单 J 管。

八、并发症及其防治

(一)肠瘘和内疝

肠瘘者应留置腹盆腔引流管,严格禁食,并视情况手术。在新膀胱术中用切割闭合器处理肠道时,使钉仓垂直于肠管长轴,确保肠管有足够的系膜附着,可以减少肠道缺血坏死,降低肠瘘的发生率。内疝应通过手术复位。

(二)新膀胱并发症

患者可能出现尿漏、尿失禁、排尿困难或尿潴留等。暂时性尿漏需延长留置导尿管时间,直至膀胱造影未见尿漏。盆底肌锻炼可以增加肛门外括约肌的肌力,改善术后尿失禁,患者通常在数月后恢复尿控能力。排尿困难者应行膀胱尿道造影和膀胱镜检查,如有膀胱尿道吻合口狭窄可切开狭窄处。原位新膀胱的尿潴留可通过运用腹内压排尿或间歇清洁导尿来处理。

(三)输尿管梗阻、反流及吻合口漏

轻度梗阻、狭窄和反流不需要进一步治疗,但如果反流与尿路感染相关,应进行抗反流再植术。对暂时性吻合口漏可以延长留置单J管和导尿管的时间,如果持续发生尿漏,则需要再次手术。

(四)新膀胱结石

新膀胱结石可通过膀胱镜进行碎石治疗。

九、技术现状及展望

关于膀胱切除术,欧洲泌尿外科协会(EAU)指南推荐对有强烈保留神经愿望的患者保留相关神经,可使大部分患者获益(证据等级强)。中华医学会泌尿外科学分会(CUA)推荐保留年轻患者的性功能,特别是对于原位新膀胱患者,保留支配尿道的神经有可能改善术后尿控能力。目前主流的手术方法有4种:保留神经的膀胱切除术、保留精囊的膀胱切除术、保留包膜的膀胱切除术和保留前列腺的膀胱切除术。Marc等发现,对180例接受原位新膀胱术的患者保留神经,患者术后长期尿控能力更好,并且随着患者年龄的增长,优势变得更加明显。对于女性患者,部分患者术后日间尿失禁的发生率较高,而保留神经的技术可使夜间尿控率从5%提升至25%,保留盆腔器官可使原位新膀胱术后日间尿控率达到58%~100%,夜间尿控率达到42%~100%。此外,王莉萍等通过随访行机器人根治性膀胱切除术和腹腔镜根治性膀胱切除术的患者,发现前者术后6个月、12个月性功能评分、伴侣的性满意度均优于后者,可见机器人手术在保留神经方面具有优势。因此,机器人辅助腹腔镜全腔内Studer原位新膀胱术中保留神经有望取得肿瘤控制、性功能恢复以及尿控能力恢复的功能"三连胜"。

参 考 文 献

[1] STEIN R, HOHENFELLNER M, PAHERNIK S, et al. Urinary diversion—approaches and consequences[J]. Dtsch Arztebl Int,2012,109(38):617-622.

[2] HUSSEIN A A, MAY P R, JING Z, et al. Outcomes of intracorporeal urinary diversion after robot-assisted radical cystectomy: results from the International Robotic Cystectomy Consortium[J]. J Urol,2018,199(5):1302-1311.

[3] HUSSEIN A, ELSAYED A, ALDHAAM N, et al. A comparative propensity score-matched analysis of perioperative outcomes of intracorporeal vs extracorporeal urinary diversion after robot-assisted radical cystectomy: results from the International Robotic Cystectomy Consortium[J]. BJU Int,2020,126(2):265-272.

[4] AHMED K, KHAN S A, HAYN M H, et al. Analysis of intracorporeal compared with extracorporeal urinary diversion after robot-assisted radical cystectomy: results from the International Robotic Cystectomy Consortium[J]. Eur Urol,2014,65(2):340-347.

[5] CHAN K G, COLLINS J W, WIKLUND N P. Robot-assisted radical cystectomy:

extracorporeal vs intracorporeal urinary diversion[J]. J Urol,2015,193(5):1467-1469.

[6]　中华医学会泌尿外科学分会膀胱癌联盟加速康复外科专家协作组.根治性膀胱切除及尿流改道术加速康复外科专家共识[J].中华泌尿外科杂志,2018,39(7):481-484.

[7]　张旭.泌尿外科腹腔镜与机器人手术学[M].北京:人民卫生出版社,2015.

[8]　程强,艾青,陈文政,等.机器人全腔内 studer 原位新膀胱术手术经验总结及临床疗效分析(附单中心 10 例报道)[J].微创泌尿外科杂志,2019,8(2):73-78.

[9]　艾青,程强,赵旭鹏,等.单中心 40 例机器人全腔内 Studer 原位新膀胱术的疗效分析[J].中华泌尿外科杂志,2020,41(11):835-839.

[10]　KESSLER T M,BURKHARD F C,PERIMENIS P,et al. Attempted nerve sparing surgery and age have a significant effect on urinary continence and erectile function after radical cystoprostatectomy and ileal orthotopic bladder substitution[J]. J Urol,2004,172(4 Pt 1):1323-1327.

[11]　BHATTA DHAR N,KESSLER T M,MILLS R D,et al. Nerve-sparing radical cystectomy and orthotopic bladder replacement in female patients[J]. Eur Urol,2007,52(4):1006-1014.

[12]　FURRER M A,STUDER U E,GROSS T,et al. Nerve-sparing radical cystectomy has a beneficial impact on urinary continence after orthotopic bladder substitution,which becomes even more apparent over time[J]. BJU Int,2018,121(6):935-944.

[13]　ROUANNE M,LEGRAND G,NEUZILLET Y,et al. Long-term women-reported quality of life after radical cystectomy and orthotopic ileal neobladder reconstruction[J]. Ann Surg Oncol,2014,21(4):1398-1404.

[14]　ANDERSON C B,COOKSON M S,CHANG S S,et al. Voiding function in women with orthotopic neobladder urinary diversion[J]. J Urol,2012,188(1):200-204.

[15]　TURNER W H,DANUSER H,MOEHRLE K,et al. The effect of nerve sparing cystectomy technique on postoperative continence after orthotopic bladder substitution[J]. J Urol,1997,158(6):2118-2122.

[16]　VESKIMÄE E,NEUZILLET Y,ROUANNE M,et al. Systematic review of the oncological and functional outcomes of pelvic organ-preserving radical cystectomy (RC) compared with standard RC in women who undergo curative surgery and orthotopic neobladder substitution for bladder cancer[J]. BJU Int,2017,120(1):12-24.

[17]　王莉萍,王帅,祁小龙,等.机器人辅助与普通腹腔镜根治性膀胱切除术＋原位回肠新膀胱术后性功能的对比研究[J].中华泌尿外科杂志,2020,41(5):356-361.

第五节　机器人输尿管膀胱吻合术

一、概述

输尿管膀胱吻合术是输尿管下段狭窄性疾病的治疗方法之一。根据远端输尿管缺损的长度不同,需要选择不同的手术方式。如果输尿管缺损长度小于 5 cm,一般可以直接将输尿管与膀胱吻合。如果远端输尿管缺损长度超过 5 cm,直接吻合会引起吻合口张力过大,导致术后尿漏或者吻合口狭窄的概率增高。在这种情况下，可采用 Boari 膀胱瓣，以腰肌悬吊、肾脏下移或肠道替代等方式实现输尿管-膀胱的无张力吻合。

输尿管膀胱吻合术可以通过开放手术、腹腔镜或机器人手术来完成，手术方式的选择取决于术者的经验、技能和手术设备。尽管腹腔镜手术与开放手术相比具有固有的优势，但达芬奇机器人手术系统给泌尿外科重建手术带来了革命性改变。达芬奇机器人手术系统除了增加了外科医生的舒适度外，还带来了一些技术上的变革，包括可放大的三维立体视野、操作灵活性更高以及缝合更加可靠。2003 年，Olsen 等在动物模型上研究了机器人辅助腹腔镜经膀胱的 Cohen 输尿管膀胱吻合术的可行性。Yohannes 等于同年发表了首例施行于人体的机器人辅助腹腔镜输尿管膀胱吻合术。2007 年 Uberoi 等首次将腰肌悬吊技术应用在机器人辅助腹腔镜输尿管膀胱吻合术中。2009 年 Schimpf 等报道了机器人辅助 Boari 膀胱瓣手术。同年 Hemal 等报道了机器人辅助巨输尿管再植术。近十余年来，随着技术的发展和经验的积累，越来越多的机构和学者报道了机器人输尿管膀胱吻合术的相关经验。

二、适应证和禁忌证

（一）适应证

（1）远端输尿管狭窄。

（2）需要手术治疗的膀胱输尿管反流。

（3）输尿管阴道瘘。

（4）梗阻性巨输尿管症。

（5）输尿管开口异位。

（二）禁忌证

（1）膀胱肿瘤或远端输尿管肿瘤导致的输尿管膀胱连接部梗阻。

（2）膀胱挛缩导致膀胱容量过小（相对禁忌证）。

三、术前准备

常规实验室检查包括血、尿、大便常规，血生化、凝血功能、免疫功能等检查。合并感染的患者需行细菌培养和药敏试验并应用敏感抗生素治疗。肾脏核素检查可用于了解分肾功能；MRI 和 CT 检查可用于评估受累输尿管周围的病理改变情况；静脉尿路造影（IVU）、逆行肾盂造影、磁共振水成像或 CT 重建可用于明确狭窄的位置和梗阻的严重程度。对于怀疑膀胱容量异常的患者，术前应行 B 超或膀胱镜检查，以了解膀胱容量。怀疑膀胱输尿管反流的患者，术前还需行排尿期膀胱尿道造影和尿动力学检查。

手术前一天清洁肠道，术晨留置胃管。

四、体位和麻醉

采用全身麻醉。下肢穿弹力袜以预防深静脉血栓形成。患者取 30° 头低足高位（Trendelenburg position），固定下肢。消毒、铺巾。插入福莱（Foley）14F 导尿管，气囊注入 10 mL 生理盐水（导尿管注意用无菌方式保存）。

五、机器人定泊和套管定位

经脐建立气腹后，在脐部正中上方 2 cm 处做长约 12 mm 的切口，置入 12 mm 套管，作为机器人镜头孔通道。将气腹管与镜头孔套管相连。置入镜头,直视下放置其他套管。在平脐水平向右放置两个 8 mm 的套管,一个在腹直肌外侧,另一个在腋前线,分别作为 1 号机械臂和 3 号机械臂通道。在脐水平左侧腹直肌外侧缘和腋前线分别放置 8 mm 套管和 12 mm套管,分别作为 2 号机械臂通道和辅助通道。

六、手术过程

1. 游离输尿管　于患侧髂外动脉搏动明显处打开侧腹膜,钝性和锐性相结合游离跨过髂外动脉的输尿管(图 2-5-1),沿输尿管走行向远端游离,游离过程中避免过度剥离输尿管周围组织,以保护其血液供应。对于无生育需求的女性患者,游离过程中可以离断输卵管和子宫圆韧带。而对于有生育需求的女性患者,须在子宫圆韧带和膀胱侧壁之间切开腹膜(图 2-5-2)。沿输尿管游离至膀胱与输尿管连接处,充分显露输尿管狭窄部位(图 2-5-3),在狭窄部位的远端用 Hem-o-lok 夹夹闭输尿管后离断(图 2-5-4)。

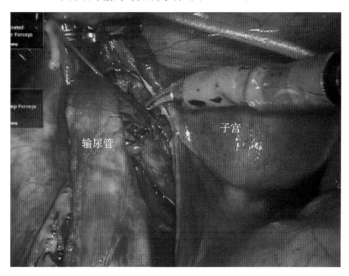

图 2-5-1　游离输尿管

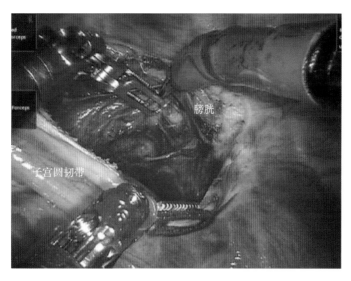

图 2-5-2　在子宫圆韧带和膀胱侧壁之间切开腹膜

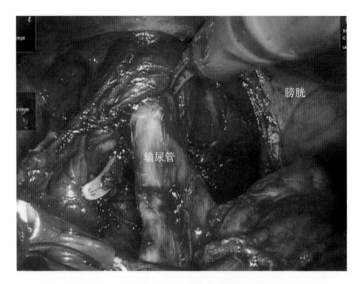

图 2-5-3　靠近膀胱壁显露输尿管狭窄部位

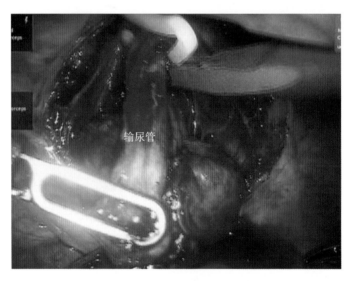

图 2-5-4　夹闭后离断输尿管

2. 切开膀胱壁　经导尿管注入 200 mL 生理盐水,使膀胱处于半充盈状态,在膀胱侧后壁上做一长约 2 cm 切口,切开膀胱浆膜层、肌层至黏膜下层,向两侧潜行分离以暴露膀胱黏膜,然后剪开膀胱黏膜(图 2-5-5)。

3. 输尿管膀胱吻合　从输尿管末端 6 点钟位置开始吻合,在距输尿管末端 1～1.5 cm 处用 5-0 可吸收缝合线将输尿管浆肌层缝合固定于膀胱切口的 6 点钟位置(图 2-5-6),缝合线穿过膀胱全层。输尿管内置入双 J 管后,同法固定输尿管和膀胱的 12 点钟位置(图 2-5-7)。通过这两点的固定,可以把 1～1.5 cm 输尿管末端拖入膀胱内作为抗反流瓣。然后在这两处之间加缝 2～3 针(图 2-5-8)。吻合结束后通过导尿管注入生理盐水 200～300 mL,仔细检查吻合口是否漏液。

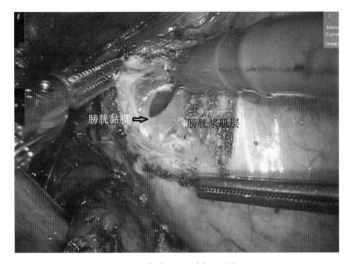

图 2-5-5　膀胱侧后壁切开约 2 cm

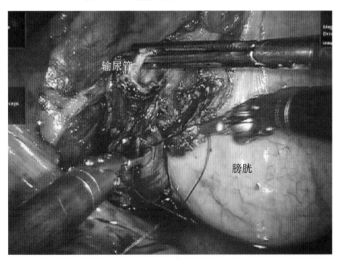

图 2-5-6　6 点钟位置缝合输尿管和膀胱

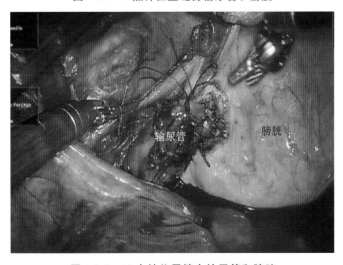

图 2-5-7　12 点钟位置缝合输尿管和膀胱

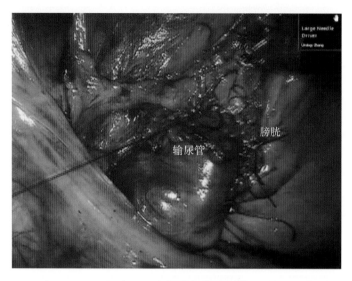

图 2-5-8　加缝输尿管和膀胱

当输尿管缺损过长时，为了降低吻合口的张力，术中可以充分游离膀胱两侧壁和顶壁，使用 2-0 可吸收缝合线或倒刺线将膀胱后壁固定在腰大肌上（图 2-5-9），以缩小膀胱和输尿管间的距离，然后按上述方法进行输尿管膀胱吻合，完成输尿管再植（图 2-5-10）。也可以采用 Boari 膀胱瓣来桥接输尿管和膀胱。

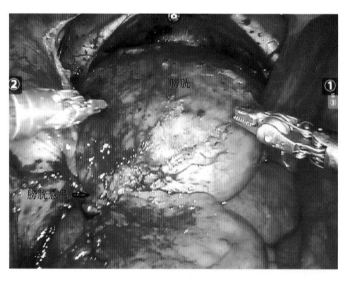

图 2-5-9　固定膀胱

七、术后处理

术后常规使用抗生素预防感染。于术后 3～4 天拔除引流管，导尿管于术后 5～7 天拔除，在此期间保持导尿管引流通畅。术后 1 个月左右拔除双 J 管。分别于术后 3 个月、6 个月复查 IVU 和 B 超。

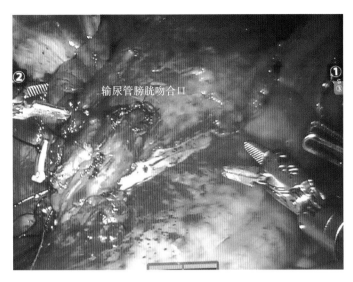

图 2-5-10　完成输尿管再植

八、并发症及其防治

1. 出血　输尿管与髂血管关系密切，为避免术中损伤大血管而引起大出血，术中游离输尿管应小心谨慎，通常不需要打开血管鞘。对于严重腹膜后纤维化或者放射治疗后输尿管与周围组织粘连者，术中操作更应慎重。对于术中出血的处理，必要时可以增加气腹压力，或改为手助腹腔镜或开放手术。

2. 输尿管支架管移位　输尿管支架管移位可引起患者腰腹部疼痛不适，继而导致输尿管梗阻或尿漏。因此及时处理输尿管支架管移位可有效缓解患者不适症状。腹部平片可明确输尿管支架管的位置。通过基本的腔内操作来调整输尿管支架管位置。

3. 输尿管狭窄和尿漏　术中过度钳夹和剥离输尿管可能会导致输尿管缺血、坏死以及吻合口张力过大，这是发生输尿管狭窄和尿漏的主要原因。吻合口处是最常见的发生输尿管狭窄和尿漏的位置。充分保留输尿管血供和进行无张力吻合是输尿管膀胱吻合术成功的关键。如果术后发生尿漏，应保持导尿管通畅，适当延长术区引流管留置时间。如果已形成尿性囊肿，则需要重新放置引流管，留置导尿管，使膀胱呈低压状态。术后肾积水不缓解或者加重，通常预示着输尿管再次发生狭窄，IVU、磁共振水成像或者 CT 重建等检查可以明确狭窄的位置。根据狭窄的位置和程度，可以采用留置双 J 管、进行输尿管扩张甚至行二次手术的方式来进行矫正。

九、注意事项

术中分离输尿管时，应避免过度剥离和钳夹输尿管，充分保证输尿管的血供，尤其是不能过度损伤吻合口附近供应输尿管的血管支，以避免影响吻合口愈合。充分利用机器人机械臂操作灵活的优点，手术过程中最大限度保证无张力吻合，避免输尿管成角和扭曲。术中保护好骨盆血管和神经丛，减少术后尿潴留和膀胱输尿管反流。

十、技术现状及展望

随着科技的发展，泌尿外科已经进入微创时代。机器人手术系统在临床中的应用，为泌尿外科带来了革命性的改变。特别是在一些高难度的重建手术中,可更加体现出机器人手术系统独特的优势。在泌尿外科重建手术中,通过机器人手术系统,术者可以做到更精确的分离、更确实的缝合和重建。最近发表的对 126 例患者进行的机器人输尿管膀胱吻合术和腹腔镜输尿管膀胱吻合术的比较研究显示,机器人手术可能是一个更好的选择,手术时间和住院时间更短,炎性反应更少。随着机器人技术的不断发展和术者经验的不断积累,相信机器人手术系统在复杂泌尿外科重建手术中的应用会越来越广泛。

参考文献

[1] OLSEN L H,DEDING D,YEUNG C K,et al. Computer assisted laparoscopic pneumovesical ureter reimplantation(am). Cohen:initial experience in a pig model [J]. APMIS Suppl,2003(109):23-25.

[2] YOHANNES P,CHIOU R K,PELINKOVIC D. Rapid communication:pure robot-assisted laparoscopic ureteral reimplantation for ureteral stricture disease:case report [J]. J Endourol,2003,17(10):891-893.

[3] FUGITA O E,DINLENC C,KAVOUSSI L. The laparoscopic Boari flap[J]. J Urol, 2001,166(1):51-53.

[4] SCHIMPF M O,WAGNER J R. Robot-assisted laparoscopic distal ureteral surgery [J]. JSLS,2009,13(1):44-49.

[5] UBEROI J,HARNISCH B,SETHI A S,et al. Robot-assisted laparoscopic distal ureterectomy and ureteral reimplantation with psoas hitch[J]. J Endourol,2007,21 (4):368-373.

第六节　机器人根治性前列腺切除术

一、概况

前列腺癌(prostate cancer,PCa)是男性泌尿生殖系统中最常见的恶性肿瘤,按世界卫生组织(WHO)2020 年 GLOBOCAN 统计,在世界范围内,其发病率在男性所有恶性肿瘤中位居第二,仅次于肺癌。前列腺癌的发病率具有显著的地域和种族差异,发达国家前列腺癌的发病率是发展中国家的 3 倍(37.5/10 万 vs. 11.3/10 万),而在亚洲和北非等地区,其发病率相对较低,最低为 6.3/10 万。

亚洲前列腺癌的发病率和死亡率远低于欧美国家,但近年来呈明显上升趋势,其增长比欧美国家更为迅速。中国是前列腺癌发病率及死亡率较低的国家之一,但近些年来前列腺癌发病率和死亡率有上升趋势。根据国家癌症中心 2024 年公布的最新数据,2018 年中国癌症发病例数统计结果显示,前列腺癌年龄标准化的总发病率已超过肾肿瘤和膀胱肿瘤,位居男性泌尿生殖系统肿瘤第 1 位。2022 年我国前列腺癌发病率为 18.61/10 万,死亡率为 6.59/10 万。根治性前列腺切除术是治疗局限性前列腺癌的有效方法。第一例成功的腹腔镜根治性前列腺切除术(laparoscopic radical prostatectomy,LRP)是由 Schuessler 等在 1992 年完成的,由于 LRP 的技术较难,且与传统的开放性耻骨后根治性前列腺切除术 (retropubic radical prostatectomy,RRP)相比无明显优势,因此该术式当时并未被广泛接受和推广。随着腹腔镜手术技术的发展以及腹腔镜辅助手术器械的更新，LRP 在世界各国的泌尿外科中心广泛开展，并逐渐成为局限性前列腺癌的首选治疗方案。

2000 年达芬奇(da Vinci)机器人手术系统被美国 FDA 批准使用。2001 年 Binder 和 Kramer 首次报道了机器人辅助腹腔镜根治性前列腺切除术(robot-assisted laparoscopic radical prostatectomy，RALRP)。外科手术机器人的内镜为高清三维镜头，能十倍放大手术视野，带来三维立体高清影像，使主刀医生较普通腔镜手术医生更能准确把握操作距离，更能明确辨认解剖结构，比肉眼看得更清楚；可转腕手术器械拥有七个自由度，突破人手极限，能够在狭窄解剖区域中操作，比人手更灵活；直觉式运动，表现为眼-手协调、手-器械尖端实时同步，机械臂及器械在患者体内可准确无延时地重现人手动作，而且可以过滤医生手部颤抖，比人手更稳定。总的来讲，机器人手术系统相当于人的眼和手功能的延伸，能在患者体内完成更加精细的操作，能使一些高难度的手术操作变得比较简单，因而 RALRP 成为目前全球范围应用最多的机器人手术。机器人技术经过十余年的发展，在前列腺癌高发的美国及欧洲大部分国家，RALRP 正在取代 LRP 和 RRP 成为治疗局限性前列腺癌的金标准。大量文献认为，相比于 LRP 和 RRP，RALRP 能达到相同的治疗效果，术中出血更少，对于病变完整切除和组织功能重建的效果更加确切，而且在术后尿控功能和勃起功能的恢复方面更有优势。

2007 年中国人民解放军总医院购入了中国大陆第一台达芬奇机器人手术系统，同年完成了国内第一例 RALRP。随后，国内多个大型教学医疗中心相继购入达芬奇机器人手术系统并相继开展机器人手术。

二、前列腺的解剖

在前列腺的前部，盆内筋膜脏层沿前列腺侧前表面向前内走行，逐渐与前列腺筋膜前部相融合，前列腺筋膜、耻骨联合和两侧盆内筋膜壁层(即为肛提肌筋膜)围成耻骨后间隙，间隙内填充脂肪组织。在前列腺的两侧，其筋膜由内向外依次为前列腺包膜、前列腺筋膜和盆内筋膜壁层(图 2-6-1)，前列腺包膜和前列腺筋膜间存在丰富的前列腺静脉丛；前列腺包膜、前列腺静脉丛和前列腺筋膜三者在前列腺两侧相互融合形成前列腺纤维鞘，纤维鞘内侧缘与前列腺连接紧密，外侧缘与盆内筋膜壁层连接疏松。在前列腺的后外侧，邓氏(Denonvilliers)筋膜由内向前外侧紧贴前列腺包膜走行并相互融合，直肠固有筋膜由内向后外侧走行，由前列腺包膜、直肠固有筋膜与盆内筋膜壁层三者构成神经血管束(NVB)三角。

三、适应证和禁忌证

(一)适应证

根治性前列腺切除术适用于可能治愈的前列腺癌患者。手术适应证要综合考虑肿瘤的临床分期、预期生存期和健康状况。尽管手术没有硬性的年龄界限，但应告知患者，70 岁以后伴随年龄增长，手术并发症发生率及死亡率将会增高。

(1)临床分期：适用于局限性前列腺癌，临床分期 $T_1 \sim T_{2c}$ 的患者。

(2)预期生存期：预期生存期≥10 年者则可选择根治性前列腺切除术。

(3)健康状况：前列腺癌患者多为高龄男性，手术并发症的发生率与身体状况密切相关。因此，只有身体状况良好，没有严重的心肺疾病的患者适合应用根治性前列腺切除术。

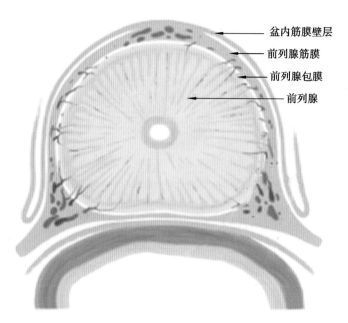

盆内筋膜壁层
前列腺筋膜
前列腺包膜
前列腺

图 2-6-1   前列腺的筋膜示意图

（4）前列腺特异性抗原（PSA）或 Gleason 评分高危患者的处理：对于 PSA＞20 ng/mL 或 Gleason 评分≥8 分的局限性前列腺癌患者，若符合上述分期和预期生存期条件，根治性前列腺切除术后可给予其他辅助治疗。

前列腺癌患者多为高龄男性，手术并发症的发生率与患者健康状况密切相关。因此术前应仔细评估患者健康状况，对手术耐受能力较好的患者行手术治疗。

（二）禁忌证

（1）患有显著增加手术危险性的疾病，如严重的心血管疾病、肺功能不全等。

（2）有严重凝血功能障碍。

（3）广泛骨转移或伴其他脏器转移。

（4）预期生存期不足 10 年。

对于手术时机的选择目前仍无定论。近期行经尿道前列腺切除术（TURP），尤其是有包膜穿孔，血液、尿液或冲洗液外渗者，最好在术后 3 个月，待血肿消散、局部炎症吸收，前列腺与周围组织的解剖关系清晰可辨，再行根治性前列腺切除术。而行前列腺系统活检后，则最好等待 4～6 周再行根治性前列腺切除术。

四、术前准备

（1）术前常规对患者进行系统检查评估，进行血、尿常规，肝、肾功能，凝血功能，血糖，心电图，胸部 X 线检查、骨扫描和无创的心肺功能检测等，必要时行前列腺特异性膜抗原（PSMA）PET/CT，了解患者各重要脏器的功能状况及肿瘤的临床分期。

（2）术前 3 天开始口服抗生素进行肠道准备，术前 1 天晚上应行清洁灌肠。进行术野皮肤准备，手术当天禁食禁水、留置鼻胃管及导尿管。

（3）术前 2 h 预防性应用第 3 代头孢菌素类抗生素。

五、体位和麻醉

手术通常采用气管插管全身麻醉。

患者体位：全身麻醉后，留置鼻胃管，按半截石位（图 2-6-2）固定下肢，以利于机器人设备进入会阴区。然后消毒、铺单，插入导尿管，用 10 mL 生理盐水充盈气囊。

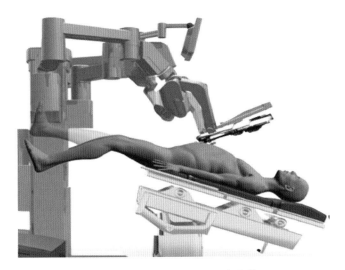

图 2-6-2　患者被摆放成头低足高半截石位

（Intuitive Surgical 提供）

六、机器人定泊和套管定位（经腹腔入路）

1. 建立气腹　经脐置入气腹针通常最安全，因为所有筋膜层在脐部汇合成单层筋膜。于脐内边缘以尖刀横向切开一个长为 3 mm 皮肤切口，用两把布巾钳于切口两侧提起脐周皮肤，拇指和食指持 Veress 气腹针以垂直于皮肤方向穿破筋膜进入腹膜腔，此时内芯钝针自动弹出并会有明显突破感。将气腹管与 Veress 气腹针连接，初始以低流量充进 CO_2 气体，保持气腹压力为 12～14 mmHg，进气过程中观察气腹机流量和气腹压力的变化，并叩诊肝区或脾区。

2. 穿刺套管布局　建立气腹后，于脐正中上方两横指处纵向切开一个长 12 mm 的切口，随后插入 12 mm 套管，作为机器人镜头孔通道。置入镜头孔套管。置入镜头，直视下放置其他套管。将两个 8 mm 套管分别置于平脐水平两侧距脐 8～10 cm 位置，其中左侧为机器人 2 号机械臂通道，右侧为机器人 1 号机械臂通道（图 2-6-3）。第 3 个 8 mm 套管（3 号机械臂通道）放在右侧机械臂（1 号机械臂）通道外侧 8～10 cm 处（图 2-6-4）。于左侧 2 号机械臂通道外上方 8～10 cm 处、镜头孔通道水平放置 12 mm 套管作为辅助通道，视情况可于镜头孔通道外侧和左侧机械臂（2 号机械臂）通道的上方再放置一个 5 mm 套管作为第 2 辅助通道。

3. 机器人手术系统的对接　患者取 35°～45° 的头低足高位，机器人手术系统以脐正中线为轴向患者分开的两腿间移动。首先对接机器人镜头臂与镜头孔套管，根据其相对位置，前后微调机器人设备，使镜头臂上的三角形指示标位于蓝色条带中央，这样镜头与镜头臂在

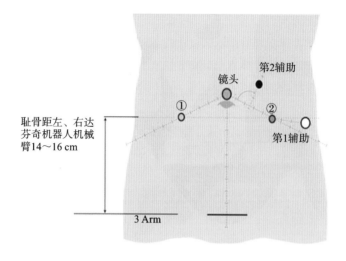

蓝色—腹腔镜 12 mm 套管；黄色—1 号机械臂 8 mm 套管；
绿色—2 号机械臂 8 mm 套管；白色—第 1 辅助 12 mm 套管；
黑色—第 2 辅助 5 mm 套管；3 Arm—总共使用了 3 个机械臂的套管布局

图 2-6-3　套管布局(一)

(Intuitive Surgical 提供)

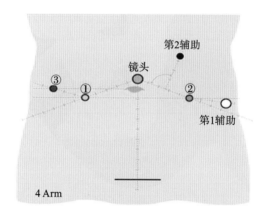

红色—3 号机械臂 8 mm 套管；
4 Arm—总共使用了 4 个机械臂的套管布局

图 2-6-4　套管布局(二)

(Intuitive Surgical 提供)

一条线时所呈现的就是正中的视野。然后对接其余 3 个机械臂到相应的套管。对接完毕后可以适当将各机械臂向外提拉以使腹壁外凸，扩大手术视野，获得足够的套管空间，减少机器人机械臂的相互碰撞。当各机器人机械臂对接完成后，应再次检查，确保没有对身体其他部位造成压迫。之后安装镜头，1 号机械臂放置单极弯剪，2 号机械臂放置双极马里兰钳，3 号机械臂放置 Prograsp 抓钳，在镜头直视下将各器械插入腹腔，助手位于患者左侧(图 2-6-5、图 2-6-6)。

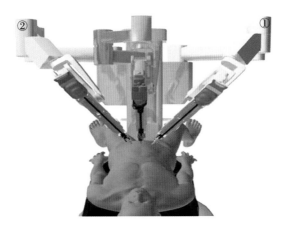

图 2-6-5　使用 3 个机械臂的对接示意图

（Intuitive Surgical 提供）

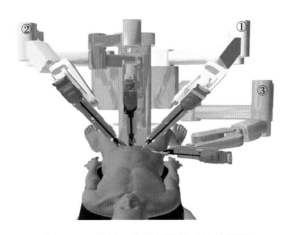

图 2-6-6　使用 4 个机械臂的对接示意图

（Intuitive Surgical 提供）

七、手术过程

机器人根治性前列腺切除术（前入路）可经腹腔途径和经腹膜外途径进行，本节将描述最常被采用的经腹腔途径。

根治性前列腺切除术中保留 NVB 有助于改善患者的功能学预后，包括术后尿控及勃起功能的恢复，可在大部分局限性前列腺癌患者中施行。对于局限性低、中危前列腺癌患者，尽可能保留双侧 NVB。前列腺癌包膜外侵犯是保留 NVB 手术的相对禁忌证，术中冰冻病理及术前多参数 MRI（mpMRI）有助于判断是否存在包膜外侵犯，在肿瘤控制的基础上尽可能保留单侧 NVB。如果术中不能确定或高度怀疑前列腺肿瘤残留，应放弃保留 NVB。另外，术后性功能的恢复还与患者年龄、术前性功能状况密切相关，对于要求保留性功能的患者，术前应做充分评估。

1. 显露前列腺　使用 0°腹腔镜观察，切开耻骨联合上方的腹膜（图 2-6-7），离断脐正中韧带，显露耻骨联合并分离耻骨后间隙（Retzius 间隙），将腹膜切口向两侧延伸至腹股沟管内环处输精管水平,显露盆内筋膜(图 2-6-8、图 2-6-9)。钝性及锐性分离膀胱表面及两侧附着的结缔组织,将膀胱向后方牵拉并显露前列腺(图 2-6-10、图 2-6-11)。

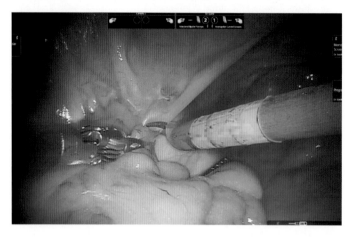

图 2-6-7 切开耻骨联合上方的腹膜

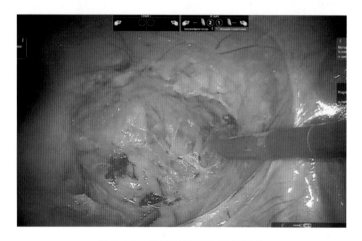

图 2-6-8 将腹膜切口向两侧延伸

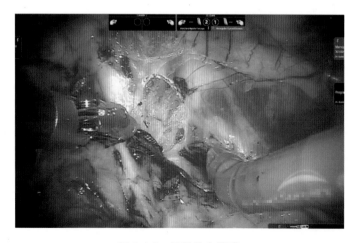

图 2-6-9 显露盆内筋膜

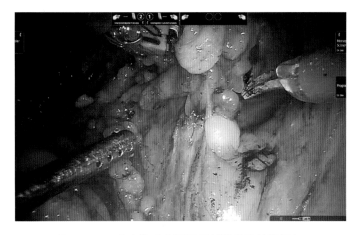

图 2-6-10　分离膀胱表面及两侧附着的结缔组织

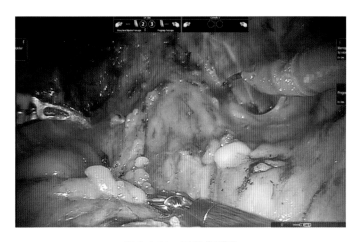

图 2-6-11　显露前列腺

2. 缝扎背深静脉复合体　切开盆内筋膜,游离背深静脉复合体(图 2-6-12、图 2-6-13)。仔细鉴别背深静脉复合体与尿道的解剖间隙并在此处进针,注意针的弧度以及进针的角度及深度。用 2-0 Vicryl 可吸收缝合线或者倒刺线缝合背深静脉复合体(图 2-6-14、图 2-6-15)。

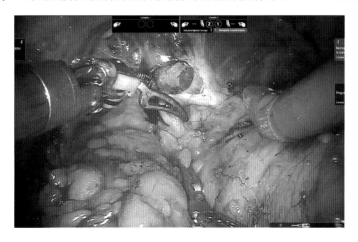

图 2-6-12　切开右侧盆内筋膜

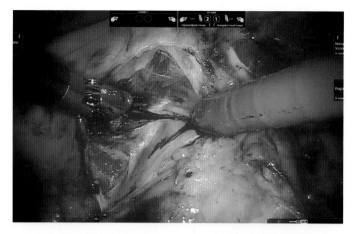

图 2-6-13　切开左侧盆内筋膜,游离背深静脉复合体

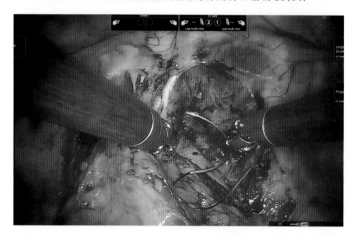

图 2-6-14　缝合背深静脉复合体(一)

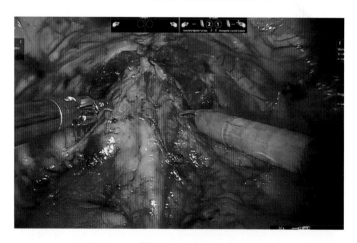

图 2-6-15　缝合背深静脉复合体(二)

3. 分离膀胱颈　用 3 号机械臂的抓持器械向头侧牵拉膀胱,助手可轻轻牵拉导尿管,通过气囊的活动来判断膀胱颈的位置。使用机器人手术系统的左、右两个机械臂在前列腺膀胱结合部轻压加以鉴别,这有助于找到前列腺的边界并使术者观察前列腺和膀胱的解剖间隙(图 2-6-16)。用单极弯剪由浅入深分离前列腺膀胱结合部(图 2-6-17、图 2-6-18),切开并离断尿道(图 2-6-19),将

导尿管退入尿道以显露膀胱三角区。确认膀胱颈后壁和三角区的位置后,如有增生的前列腺中叶,可用 3 号机械臂或由助手提起导尿管或直接提拉前列腺,局部保持一定张力,达到显露术区的效果。切开膀胱颈后壁,显露位于其下方的输精管和精囊等(图 2-6-20 至图 2-6-22)。

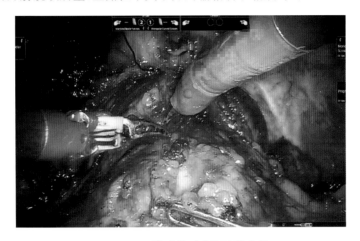

图 2-6-16　辨别前列腺膀胱结合部

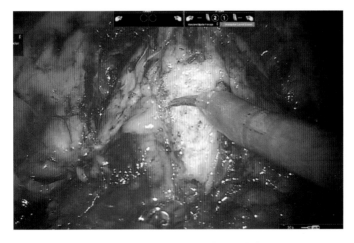

图 2-6-17　切开前列腺膀胱结合部

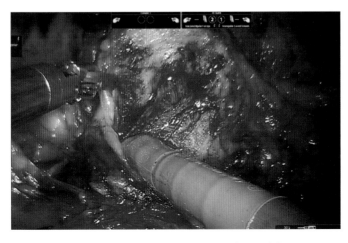

图 2-6-18　由浅入深分离前列腺膀胱结合部

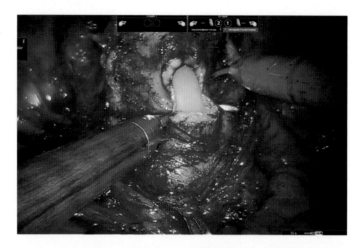

图 2-6-19　离断尿道

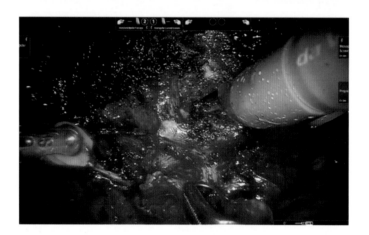

图 2-6-20　切开膀胱颈后壁

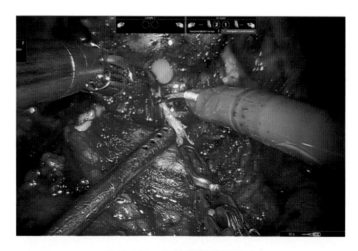

图 2-6-21　显露膀胱前列腺肌

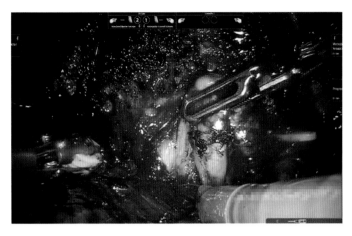

图 2-6-22 显露输精管和精囊

4. 分离精囊 输精管的前部和精囊显露之后,游离输精管及伴行的小动脉后予以切断 (图 2-6-23)。用 3 号机械臂抓住并提起输精管断端,分离精囊(图 2-6-24)。分离精囊时尽量 避免使用电凝设备,以免损伤附近的 NVB。

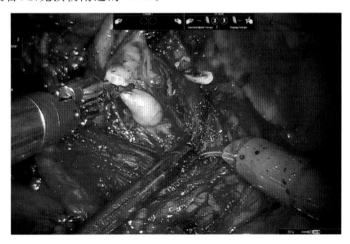

图 2-6-23 切断输精管(右)

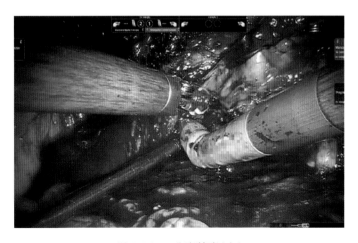

图 2-6-24 分离精囊(左)

5. 分离前列腺的背面   Denonvilliers 筋膜覆盖于前列腺表面,解剖上起于道格拉斯 (Douglas)腔内的腹膜。依照 Denonvilliers 筋膜与包绕前列腺的筋膜的关系,有以下几种不同的分离方法。

(1)筋膜间技术:前列腺背面的分离层面在前列腺与 Denonvilliers 筋膜之间,两侧的分离层面在前列腺筋膜与前列腺包膜之间。锐性切开 Denonvilliers 筋膜,显露直肠前脂肪组织(图 2-6-25)。采用钝性和锐性分离相结合的方式,从前列腺背面一直分离到前列腺尖部(图 2-6-26),避免对尖部和两侧 NVB 的过度分离。直肠紧邻分离层面的背面,应避免过度电凝。

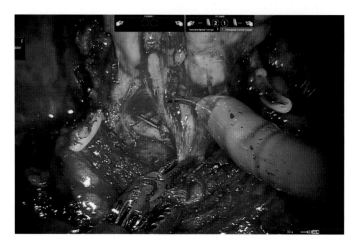

图 2-6-25   切开 Denonvilliers 筋膜

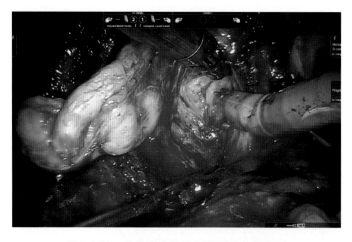

图 2-6-26   从前列腺背面向前列腺尖部分离

(2)筋膜内技术:不切开 Denonvilliers 筋膜,前列腺背面的分离层面在 Denonvilliers 筋膜与前列腺之间,两侧的分离层面在前列腺筋膜内(图 2-6-27)。沿着前列腺包膜向前列腺尖部钝性分离,这种方法分离的前列腺的表面没有筋膜覆盖。

(3)筋膜外技术:前列腺背面的分离在 Denonvilliers 筋膜后方的直肠周围脂肪内进行,两侧的切除范围包括盆侧筋膜并延伸到肛提肌筋膜。

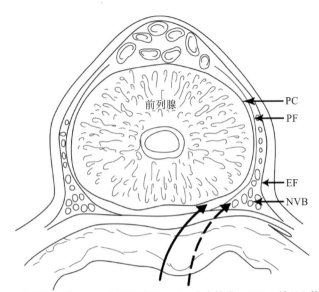

PC—前列腺包膜；PF—前列腺筋膜；EF—盆内筋膜；NVB—神经血管束

图 2-6-27　前列腺筋膜示意图

实线表示施行筋膜内手术时在前列腺包膜和前列腺筋膜之间分离的方向；
虚线表示施行筋膜间手术时在前列腺筋膜与盆内筋膜之间分离的方向

6. 处理前列腺蒂并保留 NVB　在 NVB 的分离过程中，尽量避免进行热处理，这一观点已被广泛接受。同时，对于牵拉损伤，神经也十分敏感。因此在盆腔内显露前列腺时应仔细，避免过度牵拉。处理前列腺侧蒂时，单极电刀或双极电凝有传导热能并损伤附近神经组织的风险，最常用的方式是使用 Hem-o-lok 夹处理前列腺蒂。

筋膜间技术采用 Hem-o-lok 夹夹闭后切断前列腺蒂并分离 NVB（图 2-6-28、图 2-6-29）。切断前列腺蒂之后，在 NVB 和前列腺之间残存的组织可以用剪刀锐性剪开（图 2-6-30），用机械臂钝性推剥，常无须电凝处理。在分离的过程中会有少量出血，但通常很少需要缝合处理。

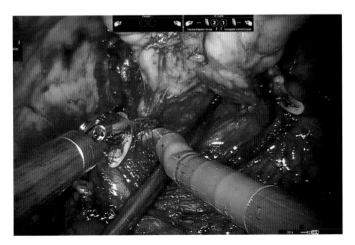

图 2-6-28　用 Hem-o-lok 夹夹闭、切断前列腺蒂

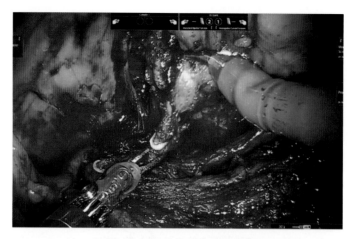

图 2-6-29　将 NVB 与前列腺分离

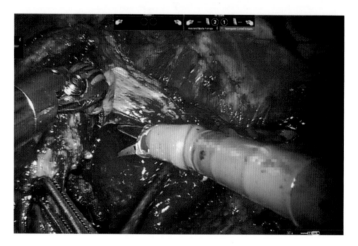

图 2-6-30　用剪刀锐性剪开 NVB 和前列腺之间残存的组织

行筋膜内手术时,紧贴前列腺表面,自前列腺背面向两侧分离 NVB(图 2-6-31)。在 3 点钟和 9 点钟位置切开前列腺筋膜(图 2-6-32),将 NVB 与前列腺完全分离开,其余的手术过程与筋膜间手术相同。

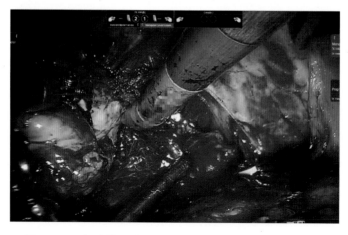

图 2-6-31　紧贴前列腺表面,自前列腺背面向两侧分离 NVB

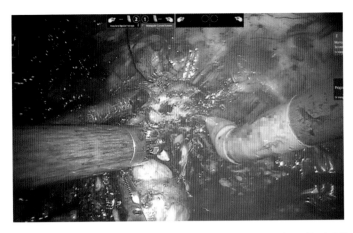

图 2-6-32　分离至 3 点钟及 9 点钟位置，紧贴前列腺表面切开前列腺筋膜

7. 离断尿道　手术进行到此刻，前列腺仅与前方尚未离断的背深静脉复合体及尿道相连。紧邻缝合线的近端切断背深静脉复合体（图 2-6-33），可见前列腺尖部和尿道，用剪刀锐性剪断尿道（图 2-6-34），抽出导尿管，分离尿道后壁。切断前列腺与直肠尿道肌和尿道后壁相连的组织，移除手术标本，然后仔细检查术野有无出血（图 2-6-35），NVB 或前列腺蒂周围任何可见的动脉出血点可行缝扎处理。

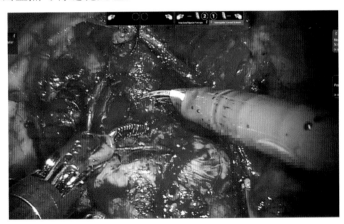

图 2-6-33　切断背深静脉复合体

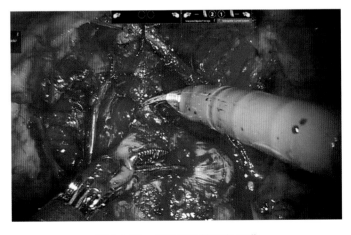

图 2-6-34　用剪刀锐性剪断尿道

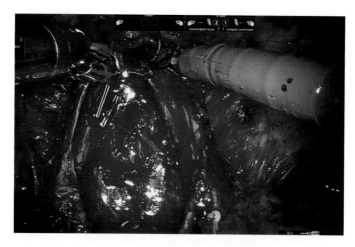

图 2-6-35　前列腺切除后盆底形态

8. 膀胱颈尿道吻合　在膀胱颈尿道吻合前连续或间断缝合膀胱前列腺肌,有助于吻合口的解剖复位和术后早期尿控功能的恢复(图 2-6-36)。肌层对肌层的膀胱颈尿道连续缝合是目前最常被采用的缝合方式。一些学者习惯采用倒刺线,它能防止组织松开,保持组织靠拢(图 2-6-37)。

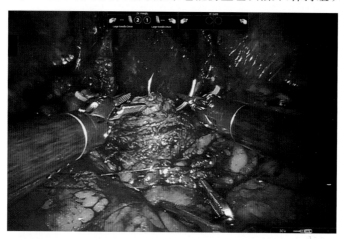

图 2-6-36　用倒刺线连续缝合尿道后方时处理膀胱前列腺肌

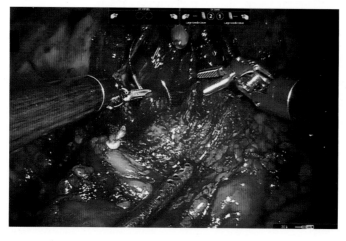

图 2-6-37　用倒刺线连续吻合

观察三角区,仔细避免损伤输尿管开口;一般自 3 点钟位置,逆时针连续缝合吻合口后壁,缝合半周后自尿道外口插入一根 18F 双腔气囊导尿管至膀胱内,继续缝合一周完成吻合(图 2-6-38)。

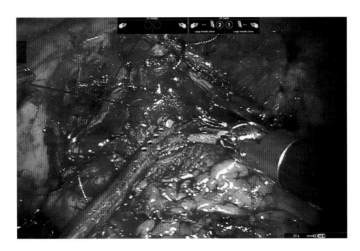

图 2-6-38　用 3-0 倒刺线连续缝合吻合口

9. 盆腔淋巴结清扫术　盆腔淋巴结清扫术在泌尿外科主要用于评估前列腺癌和膀胱癌的病理分期。目前常用的术式如下:①标准盆腔淋巴结清扫术,清扫范围包括闭孔窝淋巴结、髂内血管淋巴结、髂外血管旁淋巴结和髂总淋巴结。②扩大盆腔淋巴结清扫术,清扫范围在标准盆腔淋巴结清扫范围的基础上加上骶前淋巴结等。③局限性盆腔淋巴结清扫术,清扫范围包括前侧:髂外静脉后缘;后侧:闭孔神经;头侧:髂外静脉和髂内静脉汇合处;尾侧:耻骨韧带的髂耻分支;内侧:脐内侧襞;外侧;盆腔侧壁肌群。④改良的盆腔淋巴结清扫术,清扫范围包括髂内血管淋巴结和闭孔窝淋巴结。目前观点认为,对于膀胱癌,需行标准或扩大盆腔淋巴结清扫术;对于前列腺癌,一般只需行局限性或改良的盆腔淋巴结清扫术。

打开覆盖右侧髂外动脉的腹膜,在髂外动脉外膜和淋巴组织间仔细分离,清除髂外动脉前面及上外后方的淋巴组织。在髂外动脉的内下方游离髂外静脉,将脂肪组织向骨盆深处游离直至骨盆内侧壁(图 2-6-39、图 2-6-40)。沿骨盆内侧壁向内侧及中线方向,以钝性和锐性分离相结合的方式仔细分离髂外静脉内侧的淋巴和脂肪组织,并向其后方及远端分离到耻骨支,可自然显露闭孔神经。提起淋巴和脂肪组织,由下向上游离淋巴和脂肪组织深面,整块切除淋巴和脂肪组织(图 2-6-41、图 2-6-42)。

同法处理左侧,通过辅助套管置入标本袋并将淋巴组织取出。

10. 机器人接触锚定和伤口缝合　通过辅助通道置入引流管,用腹腔镜检查前腹壁以明确各穿刺孔无活动性出血。关闭气腹机,将机械臂从各套管移除,通过脐部切口取出标本并送病理检查。用可吸收缝合线或丝线缝合脐部切口的筋膜以防止切口疝形成,手术的皮肤切口可以使用丝线或皮下可吸收缝合线加以缝合。

八、术后处理

1. 饮食与体位　患者一般在术后肛门排气或肠鸣音恢复后即可进食,同时给予静脉营养支持。若术中有直肠损伤,则应延迟进食,且要进少渣饮食。患者术后麻醉清醒、生命体征稳定,则取头高足低仰卧位,以利于渗出液的引流。

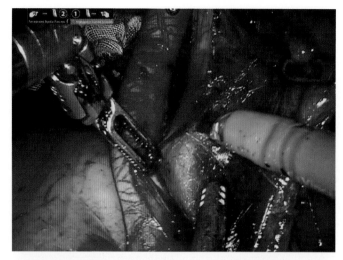

图 2-6-39   在髂外动脉的内下方游离髂外静脉

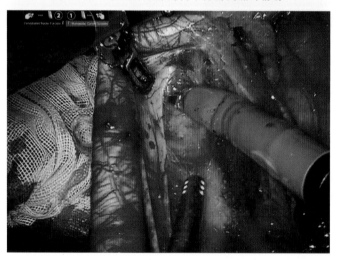

图 2-6-40   游离髂外静脉后方的脂肪组织直至骨盆内侧壁

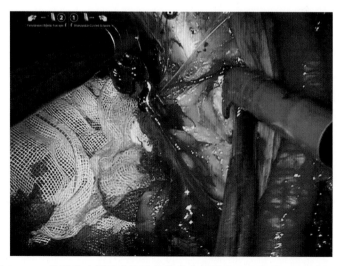

图 2-6-41   沿骨盆内侧壁分离髂外静脉内侧的淋巴和脂肪组织至耻骨支

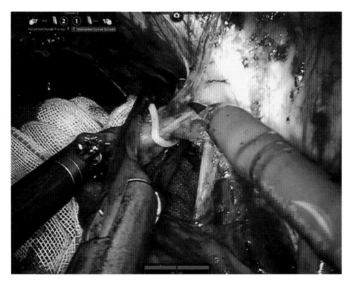

图 2-6-42　显露闭孔神经,整块切除淋巴和脂肪组织

2. 预防感染　术后需预防性给予抗感染药物,根据手术是否顺利、手术时间长短及患者的自身情况决定,一般连续用药 3~5 天。

3. 预防下肢深静脉血栓形成　鼓励患者术后早期进行主动或被动活动,必要时患者可穿下肢弹力袜,以预防此类并发症的发生。

4. 引流管的拔除　术后持续引流,待盆腔引流量小于 50 mL 后可拔除。若手术中有直肠损伤,则应延迟拔管。术后若有持续的尿漏,则应待漏口闭合后再拔管。

5. 导尿管留置时间　一般根据手术中膀胱颈是否完整保留及膀胱尿道吻合技术而定,若膀胱颈保留完整且吻合满意,可在术后一周早期拔管,导尿管最长留置时间不超过三周。若手术后出现了吻合口漏,则需待漏口闭合后再拔管。

九、并发症及其防治

根治性前列腺切除术围手术期死亡率为 0~2.1%,并发症主要包括严重出血、直肠损伤、深静脉血栓形成、肺栓塞、高碳酸血症、尿漏、感染等;远期并发症主要包括术后尿失禁、勃起功能障碍、膀胱颈挛缩、尿道吻合口狭窄等。为了降低手术并发症的发生率,术前应充分评估手术风险、术中应注意解剖标志及确保正确的分离层面,在不影响肿瘤切除的前提下,尽可能保留功能性尿道、尿道括约肌及 NVB。

(一)术中出血

常源自背深静脉丛和前列腺侧蒂。术中紧贴耻骨离断耻骨前列腺韧带可避免损伤背深静脉丛的浅表支;"8"字缝合背深静脉丛能有效防止出血。处理前列腺侧蒂时,用 Hem-o-lok 夹紧贴前列腺包膜离断,可有效减少出血。

(二)消化系统并发症

1. 直肠损伤　有两个步骤易发生直肠损伤:分离前列腺尖部 Denonvilliers 筋膜和直肠之间的层面时,由于 Denonvilliers 筋膜靠近直肠,分离间隙狭小,特别是在肿瘤浸润或既往有 TURP 后包膜穿孔时易发生;另外,在切开 Denonvilliers 筋膜时,由于切口过于接近直肠而远离前列腺后面精囊基底部,也易发生直肠损伤。一旦损伤直肠,应先清除伤口边缘的污染组织,分两层缝合破损处,并用大量抗生素溶液冲洗,保持术后引流管通畅,术后坚持应用广谱抗生素,做膀胱尿道吻合时线结置于尿道内,以避免尿漏或尿道直肠瘘的发生。手术结束时适当扩张肛门括约肌,一般不需做近端结肠造口。术后适当延迟进食及导尿管的拔除时间,保持尿液的通畅引流。

2. 腹膜炎(腹腔感染)　由肠道损伤(如回肠、结肠、乙状结肠损伤,直肠穿孔等)引起,主要由电凝热损伤造成。也有报道称在通过脐部切口取出手术标本时夹伤回肠。

(三)泌尿系统并发症

1. 尿漏　术后 24 h 内耻骨后引流管有数毫升的尿液引流比较常见。在确保膀胱引流通畅的前提下,如果有尿液经耻骨后引流管持续引流 6 天以上即可诊断为尿漏。应适当延长导尿管留置时间,保持尿液引流通畅,直到膀胱造影显示尿漏停止。若术后导尿管早期脱落,应尽可能重新留置导尿管并妥善固定。在吻合口周围引流 12 天左右(6～30 天),大部分病例的漏口自动愈合。

2. 术后完全性尿失禁及男性勃起功能障碍　根治性前列腺切除术后并发症中对患者影响最大的是完全性尿失禁,若术中破坏了盆底肌及膀胱颈的完整性,则更加容易发生完全性尿失禁。保留性功能的根治性前列腺切除术降低了其发生率,但是若操作不当或肿瘤浸润性神经束,则仍然将导致男性勃起功能障碍的发生。由于海绵体神经与尿道腔的距离仅为 3～4 mm,术中极容易发生损伤,即使手术中未损伤海绵体神经,术后渗出物、出血、炎症及继发的纤维化也可导致男性勃起功能障碍。

3. 膀胱损伤　通常发生在分离 Retzius 间隙时,主要由横断脐正中襞时过于接近膀胱顶部所致。因此 U 形切口应尽量远离膀胱顶部。膀胱穿孔一旦发生,则应行仔细的修补缝合,并适当延长导尿管留置时间,保持尿液引流通畅。

4. 输尿管损伤　输尿管损伤通常发生在膀胱后壁及三角区的分离时。这是由于分离前列腺后间隙时,直肠膀胱陷凹腹膜反折切口过高,将输尿管误认为输精管。因此要仔细辨认解剖结构,必要时于输精管跨越髂血管处找到输精管,再循输精管向下分离,直至壶腹部及精囊。处理时需放置双 J 管,损伤处修补缝合。

(四)其他并发症

1. 血栓栓塞性并发症　主要是由于这类手术涉及三个风险因素:肿瘤手术、盆腔部位的手术和腹腔镜手术。总体而言,LRP 围手术期静脉血栓栓塞发生率较低,不需要预防性使用抗血栓药物。鼓励患者术后早期主动或被动活动,必要时患者可穿弹力袜,以预防此类并发症的发生。一旦出现此类并发症,应及时在血管外科指导下给予溶栓治疗。

2. 闭孔神经损伤　通常发生在淋巴结清扫术中,由热损伤或意外切断所导致。术中若发现闭孔神经损伤,应用细的不吸收缝合线缝合。

十、技术现状及展望

在保留性神经方面,当前的手术主要有筋膜间手术和筋膜内手术,筋膜间手术需缝扎控制背深静脉复合体,筋膜内手术不需要切开盆内筋膜、不离断耻骨前列腺韧带、不结扎背深静脉复合体。如前所述,筋膜内手术有着更为严格的适应证。我国前列腺癌诊断治疗指南中保留勃起神经的适应证如下:对于术前有勃起功能的低危早期前列腺癌患者,可尝试行保留神经手术。对于 T_{2a}～T_{3a} 期部分患者,可选择保留单侧神经。保留神经的根治性前列腺切除术后存在局部复发风险,文献报道的手术切缘阳性率为 5%～24%。

　　传统机器人腹腔镜手术采用前入路,后入路 RALRP 可以最大限度减少前列腺周围支持结构的损伤。近期发表的随机对照试验(RCT)研究及 Meta 分析研究显示,相比于传统前入路手术,保留 Retzius 间隙的后入路 RALRP 可明显改善患者的早期尿控功能,但同时增加了切缘阳性的风险。后入路手术应用于高危前列腺癌仍缺乏高等级临床证据支持,另外,对于前列腺前方肿瘤、TURP 术后、巨大体积和中叶突入膀胱的前列腺癌患者应慎重选择后入路手术。

　　多项 Meta 分析研究认为,RALRP 的术中出血量和输血率显著低于 RRP 和 LRP,而手术时间、导尿管留置时间、住院时间和并发症发生率等与 RRP 和 LRP 无显著差异;RALRP 的手术切缘阳性率和近期肿瘤控制情况与 RRP 和 LRP 相似,目前尚缺乏充分证据证明 RALRP、RRP 与 LRP 在术后生化复发和长期肿瘤控制方面有差异。

　　Asimakopoulos 等研究认为,在手术切缘阳性率、尿控功能恢复情况以及手术时间、术中出血量和输血率上,RALRP 与 LRP 未见显著差异,但 RALRP 在勃起功能恢复的时间和比例上均优于 LRP。Ficarra 等通过 Meta 分析研究认为,RALRP 术后 12 个月尿控功能恢复情况和勃起功能恢复情况均优于 RRP 和 LRP。

　　我们的回顾性研究发现,RALRP 能达到与 LRP 相似的围手术期效果及近期肿瘤控制结果,术后尿控功能恢复情况与 LRP 相似,但术后勃起功能恢复情况优于 LRP。我们认为,这要归功于 RALRP 与 LRP 相比在保留 NVB 时有着更加精确的操作和更加清晰的视野,RALRP 避免了术中对 NVB 的过度牵拉并尽可能多地保留了 NVB,因而术后勃起功能恢复更好。

参 考 文 献

[1] SUNG H, FERLAY J, SIEGEL R L, et al. Global Cancer Statistics 2020: GLOBOCAN estimates of incidence and mortality worldwide for 36 cancers in 185 countries[J]. CA Cancer J Clin,2021,71(3):209-249.

[2] CULP M B, SOERJOMATARAM I, EFSTATHIOU J A, et al. Recent global patterns in prostate cancer incidence and mortality rates[J]. Eur Urol,2020,77(1):38-52.

[3] GANDAGLIA G, LENI R, BRAY F, et al. Epidemiology and prevention of prostate cancer[J]. Eur Urol Oncol,2021,4(6):877-892.

[4] KIMURA T, EGAWA S. Epidemiology of prostate cancer in Asian countries[J]. Int J Urol,2018,25(6):524-531.

[5] 赫捷,陈万青,李霓,等. 中国前列腺癌筛查与早诊早治指南(2022,北京)[J]. 中国肿瘤,2022,31(1):1-30.

[6] ROCCO B, COELHO R F, ALBO G, et al. [Robot-assisted laparoscopic prostatectomy: surgical technique][J]. Minerva Urol Nefrol,2010,62(3):295-304.

[7] SRIDHARAN K, SIVARAMAKRISHNAN G. Prostatectomies for localized prostate cancer: a mixed comparison network and cumulative meta-analysis[J]. J Robot Surg,2018,12(4):633-639.

[8] GUILLONNEAU B, VALLANCIEN G. Laparoscopic radical prostatectomy: the Montsouris technique[J]. J Urol,2000,163(6):1643-1649.

[9] BINDER J, KRAMER W. Robotically-assisted laparoscopic radical prostatectomy [J]. BJU Int,2001,87(4):408-410.

[10] GAO Y, YANG Y, LI X, et al. Vesicoprostatic muscle reconstruction: a step further for immediate and early urinary continence[J]. World J Urol,2023,41(6): 1511-1517.

[11] SOOD A, GRAUER R, DIAZ-INSUA M, et al. 15-year biochemical failure, metastasis, salvage therapy, and cancer-specific and overall survival rates in men treated with robotic radical prostatectomy for PSA-screen detected prostate cancer [J]. Prostate Cancer Prostatic Dis,2023,26(4):778-786.

[12] BOLENZ C, FREEDLAND S J, HOLLENBECK B K, et al. Costs of radical prostatectomy for prostate cancer: a systematic review[J]. Eur Urol,2014,65(2): 316-324.

[13] HAKIMI A A, FEDER M, GHAVAMIAN R. Minimally invasive approaches to prostate cancer: a review of the current literature[J]. Urol J,2007,4(3):130-137.

[14] PREISSER F, THEISSEN L, WILD P, et al. Implementation of intraoperative frozen section during radical prostatectomy: short-term results from a German Tertiary-care Center[J]. Eur Urol Focus,2021,7(1):95-101.

[15] SIGHINOLFI M C, EISSA A, SPANDRI V, et al. Positive surgical margin during radical prostatectomy: overview of sampling methods for frozen sections and techniques for the secondary resection of the neurovascular bundles[J]. BJU Int, 2020,125(5):656-663.

[16] O'CONNOR-CORDOVA M A, MACÍAS A GO, SANCEN-HERRERA J P, et al. Surgical and functional outcomes of Retzius-sparing robotic-assisted radical prostatectomy versus conventional robotic-assisted radical prostatectomy in patients with biopsy-confirmed prostate cancer. Are outcomes worth it? Systematic review and meta-analysis[J]. Prostate,2023,83(15):1395-1414.

[17] TURKOLMEZ K, AKPINAR C, KUBILAY E, et al. Retzius-sparing vs modified anatomical structure preserving and Retzius-repairing robotic-assisted radical prostatectomy: a prospective randomized comparison on functional outcomes with a 1-year follow-up[J]. J Endourol,2022,36(9):1214-1222.

[18] CHANG K D, ABDEL RAHEEM A, CHOI Y D, et al. Retzius-sparing robot-assisted radical prostatectomy using the Revo-i robotic surgical system: surgical technique and results of the first human trial[J]. BJU Int,2018,122(3):441-448.

[19] TEWARI A, SOORIAKUMARAN P, BLOCH D A, et al. Positive surgical margin and perioperative complication rates of primary surgical treatments for prostate cancer: a systematic review and meta-analysis comparing retropubic, laparoscopic, and robotic prostatectomy[J]. Eur Urol,2012,62(1):1-15.

[20] FICARRA V, CAVALLERI S, NOVARA G, et al. Evidence from robot-assisted

laparoscopic radical prostatectomy：a systematic review[J]. Eur Urol,2007,51(1)：45-56.

［21］ CHANDRASEKHARAM V V S，BABU R. A systematic review and metaanalysis of open，conventional laparoscopic and robot-assisted laparoscopic techniques for re-do pyeloplasty for recurrent uretero pelvic junction obstruction in children[J]. J Pediatr Urol,2022,18(5):642-649.

［22］ ASIMAKOPOULOS A D,PEREIRA FRAGA C T,ANNINO F,et al. Randomized comparison between laparoscopic and robot-assisted nerve-sparing radical prostatectomy[J].J Sex Med,2011,8(5):1503-1512.

［23］ FICARRA V,NOVARA G,ROSEN R C,et al. Systematic review and meta-analysis of studies reporting urinary continence recovery after robot-assisted laparoscopic prostatectomy[J]. Eur Urol,2012,62(3):405-417.

［24］ FICARRA V,NOVARA G,AHLERING T E,et al. Systematic review and meta-analysis of studies reporting potency rates after robot-assisted radical prostatectomy [J]. Eur Urol,2012,62(3):418-430.

［25］ 郑涛,马鑫,张旭,等. 机器人辅助与经腹膜外途径腹腔镜下根治性前列腺切除术的近期疗效比较[J].中华泌尿外科杂志,2014,35(11):824-828.

第七节　机器人单纯前列腺切除术

一、概况

随着医学的发展,近二十年来良性前列腺增生(benign prostatic hyperplasia,BPH)的治疗选择逐渐增多。常见的治疗方法包括药物治疗和微创手术。常用的治疗药物包括选择性长效 α1 受体阻滞剂以及 5α-还原酶抑制剂。微创手术包括经尿道前列腺单极/双极电切术、经尿道前列腺激光切除/剜除/汽化术、经尿道前列腺针刺消融术等。然而,对于体积巨大的前列腺,单纯前列腺切除术亦是外科治疗选择之一。

与经尿道前列腺手术相比,单纯前列腺切除术具有直视下腺瘤切除更彻底、再次手术率更低的优点。开放性单纯前列腺切除术(open simple prostatectomy,OSP)的缺点包括需要经腹部切口进行手术,住院时间较长和围手术期出血风险较高。腹腔镜单纯前列腺切除术(laparoscopic simple prostatectomy,LSP)的腹部切口较小,由于气腹的显露优势和内镜的放大作用,LSP 的可视化效果更好;但其操作难度偏高,学习曲线较长。机器人辅助腹腔镜单纯前列腺切除术(robot-assisted laparoscopic simple prostatectomy,RALSP)则兼具微创和操作便捷的优势。

2008 年 Magera 等报道了第一例 RALSP。与开放手术相比,RALSP 的主要优点是止血效果好,无须输血,住院时间短。此术式也可用于治疗前列腺中叶增大、膀胱憩室或较大的膀胱结石。与开放手术相比,RALSP 的缺点包括需要全身麻醉、学习曲线陡峭和手术时间较长。因此,在机器人手术方面,尤其是在机器人辅助腹腔镜根治性前列腺切除术(robot-assisted laparoscopic radical prostatectomy,RALRP)方面有丰富经验的泌尿外科医生,可以考虑采用 RALSP 治疗 BPH。

二、适应证和禁忌证

(一) 适应证

前列腺切除术的适应证:①急性尿潴留;②复发性或持续性尿路感染;③对药物治疗无反应,具有显著的膀胱出口梗阻症状;④复发性前列腺源性肉眼血尿;⑤继发于前列腺梗阻的肾脏、输尿管或膀胱的病理生理改变;⑥膀胱结石。

当梗阻组织重量超过 75 g 时,应考虑行单纯前列腺切除术。如果有相当大的膀胱憩室,应同时进行耻骨上或机器人前列腺切除术和憩室切除术。如果未行憩室切除术而行前列腺切除术,膀胱憩室排空不完全,可能继发持续性感染。不易经尿道碎石的较大的膀胱结石,也可在手术过程中取出。当患者出现髋关节强直或其他骨科疾病,无法采用截石位进行经尿道前列腺手术时,应考虑行单纯前列腺切除术。此外,对于复发性或复杂尿道疾病(如尿道狭窄或尿道下裂修复)的男性患者,最好行单纯前列腺切除术,以避免经尿道前列腺电切术引起的尿道损伤。腹股沟疝合并 BPH 者也可考虑行单纯前列腺切除术,因为腹股沟疝可以通过相同的下腹部切口或腹腔镜/机器人手术进行修复。

(二) 禁忌证

单纯前列腺切除术的禁忌证:小体积前列腺(<30 mL)伴膀胱颈口纤维化,不能排除前列腺癌者,既往行前列腺或盆腔手术致前列腺尿道闭塞等。

三、术前准备

(一) 术前评估

在决定是否对引起症状性梗阻的 BPH 行单纯前列腺切除术时,有必要考虑上尿路和下尿路情况。通常情况下,患者已经完成了国际前列腺症状评分(IPSS)问卷调查,并测定了最大尿流率(Q_{max})。排泄后的残余尿量可以通过腹部超声检查来测量。膀胱镜检查不适用于有梗阻性排尿症状患者的常规评估。膀胱镜检查适用于有血尿,疑似尿道狭窄、膀胱结石或憩室的患者,并有助于确定是否存在较大的前列腺中叶或评估前列腺尿道的长度。

在进行单纯前列腺切除术前,应明确患者是否患有前列腺癌。所有男性患者在术前都应进行直肠指诊和血清前列腺特异性抗原检测。如果直肠指诊发现硬结或结节,或血清前列腺特异性抗原水平升高,应进行经直肠超声引导的前列腺活检。参与极低风险前列腺癌主动监测的男性,如果清楚地了解手术的潜在风险和益处,可能会考虑为缓解症状性梗阻而行单纯前列腺切除术。经直肠超声检查本身并不能作为诊断前列腺疾病的一线检查,然而,它在确定前列腺大小时是有用的。

对于已知患有肾脏疾病、肾功能异常、反复尿路感染或有血尿的男性,术前应评估上尿路情况。肾脏功能正常的患者可进行 CT 检查,肾脏功能不全的患者可进行肾脏超声检查。

手术前,患者应接受完整的医学评估,包括详细的病史、彻底的体格检查和适当的实验室评估。随着年龄的增长,大多数患者的心血管疾病、肺部疾病、糖尿病等的发生风险会增加。对在评估中发现的所有异常都应予以处理。应检查患者的用药情况,并注意可能会导致围手术期出血的药物,如阿司匹林、非甾体抗炎药等。这些药物应在手术前停用。此外,这些患者在术前通常需要完善胸部 X 线检查、心电图、常规电解质、凝血功能和全血细胞计数检查等。

有尿潴留的男性应评估肾功能,如果血清肌酐水平升高,应推迟手术,直到该参数稳定。术前应进行尿液分析以排除尿路感染;如果怀疑有尿路感染,应送尿液标本进行培养和行药物敏感试验。如果确实存在感染,手术前必须进行适当的抗菌治疗,以避免发生尿毒症。

在接受单纯前列腺切除术的患者中,3%～10%在围手术期需要 1 个或多个单位的血液。因此,对于开放手术,在手术中准备 1 个或 2 个单位的血液是必要的。但对于行 RALSP 的患者而言,查清楚血型可能就足够了。

最后,必须告知患者单纯前列腺切除术的益处和风险,并获得患者知情同意。手术的益处是能改善排尿,潜在风险包括尿失禁、勃起功能障碍、逆行射精、尿路感染、相邻结构损伤、膀胱颈挛缩、尿道狭窄和需要输血,其他潜在的不良反应包括深静脉血栓形成和肺栓塞。对于机器人或腹腔镜手术,中转开腹手术也是一种罕见但潜在的风险。

（二）术前准备

在手术的前一天,患者要接受清淡的流质饮食,并进行肠道准备。患者午夜后禁止进食,并在手术当天早上进行快速灌肠。术前将要使用的麻醉类型和相关风险告知患者及其家属,并与麻醉医生一起讨论并最终确定麻醉类型。在开始手术前给予一剂第二代头孢菌素类药物,以预防感染。下肢使用弹力袜和连续压缩装置,以降低深静脉血栓形成的风险。

四、体位和麻醉

1. 麻醉　首选的麻醉类型是气管插管全身麻醉。当有全身麻醉的禁忌证时,才能在开放手术中使用脊髓麻醉或硬膜外麻醉。

2. 体位　患者体位与 RALRP 的体位相同。患者接受气管插管全身麻醉后,以仰卧在手术台上;两侧手臂下放衬垫,并收拢至侧边;双腿置于撑开杆上,摆放成半截石位,用一条厚重的布带将患者肩部水平固定在手术台上;下腹部通常以无菌方式剃刮、准备和覆盖;将 16F 导尿管插入膀胱,气囊中注入 10 mL 的生理盐水并连接无菌封闭的引流袋。手术台调到最大限度的头低足高位。

五、机器人定泊和套管定位

为了能在增大的前列腺腺瘤中获得较大的操作空间,应优先选择经腹腔途径而不是腹膜外途径。腹膜内通路是用气腹针(Veress 气腹针)在脐部穿刺获得的。在适当吹气(15 mmHg)后,使用 12 mm 的 STEP 套管垂直于脐上切口进入腹膜腔,然后用机器人摄像机确认正确的放置位置。或者,初始入口可以通过使用 visport 设备、0°镜头和摄像机来实现。如果存在组织粘连,可以通过腹腔镜进行松解。在右侧放置一个 12 mm 的 STEP 套管,然后在两侧放置三个 8 mm 的机器人套管(左侧两个,右侧一个),再在右侧放置一个 5 mm 的套管,上述操作都在腹腔镜的视野下进行。达芬奇机器人手术系统随后被固定在患者的双腿之间。通常使用三种机器人器械(左侧有孔的双极钳和 Prograsp 抓钳,右侧单极电剪)。

六、手术过程

1. 打开 Retzius 间隙　高位切开脐正中韧带处的腹膜,从脐内侧韧带的外侧取下前腹膜(图 2-7-1),将膀胱向后移位。将脐正中韧带向头侧牵引,腹膜切口向两侧延伸,利用钝性和锐性分离相结合的方法打开 Retzius 间隙(图 2-7-2),然后去除前列腺周围的脂肪组织,小心取下盆内筋膜以显露前列腺轮廓,不需要控制背深静脉复合体或前列腺侧蒂。

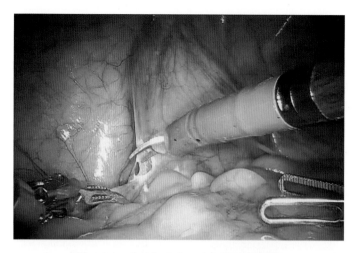

图 2-7-1　高位切开脐正中韧带处的腹膜

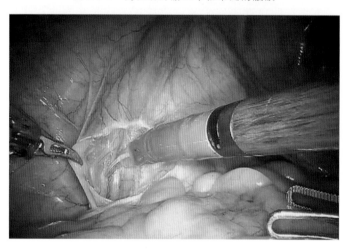

图 2-7-2　腹膜切口向两侧延伸

　　2. 分离膀胱颈　使用单极电剪于膀胱顶部纵向切开膀胱,直至看到导尿管(图 2-7-3)。在确认导尿管后,由助手或 4 号机械臂用 Prograsp 抓钳抓住导尿管,向前牵拉,然后扩大膀胱颈切口。为了更好地观察前列腺和膀胱三角区,与典型的 RALRP 中的前列腺膀胱结合部的狭窄切口相比,该入路的膀胱颈切口应更宽、更偏向头侧。当遇到较大的前列腺中叶时,由助手或用 Prograsp 抓钳将其向前提起,确定双侧输尿管开口,以避免意外损伤。如有必要,可静脉注射靛胭脂染料以帮助输尿管口显影。

　　3. 摘除腺瘤　使用单极电剪在三角区远端的膀胱黏膜上创建一个圆形切口(图 2-7-4),注意不要损伤输尿管口。前列腺腺瘤和前列腺假包膜之间的包膜下平面最初是在 6 点钟位置发育形成的,使用单极电剪在前列腺腺瘤和前列腺假包膜之间的层面内游离(图 2-7-5)时,关键是要配备经验丰富的助手或带有抓钳的机器人 4 号机械臂,以提高解剖层面的可视化水平并提供牵引。在剥离前列腺腺瘤过程中也可以使用放置在侧叶的缝合线进行操作(图 2-7-6)。与 OSP 相比,在此手术过程中,解剖层面能得到更好的显露。一旦在后方形成了一个良好的层面,就可以进行钝性剥离和有限电凝,沿着前列腺腺瘤的周围和下部向根尖方向剥离,在尖部横向切除前列腺尿道时应避免过度牵引(图 2-7-7)。此时,前列腺腺瘤可以从前列腺窝中完整取出。

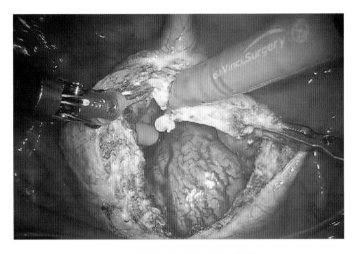

图 2-7-3　于膀胱顶部纵向切开膀胱 3～4 cm

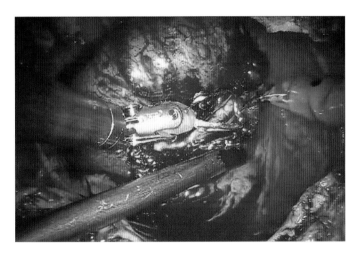

图 2-7-4　于前列腺中叶与膀胱颈交界处用单极电剪打开膀胱黏膜及前列腺假包膜

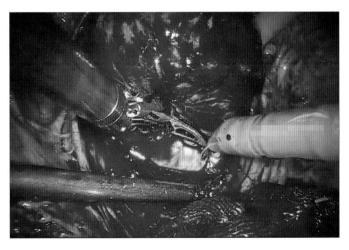

图 2-7-5　找到前列腺腺瘤与前列腺假包膜之间的层面,沿此层面向前列腺尖部推进

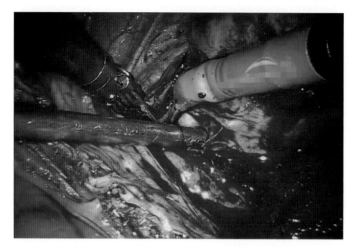

图 2-7-6　沿正确层面向前列腺两侧叶方向推进剥离前列腺腺瘤

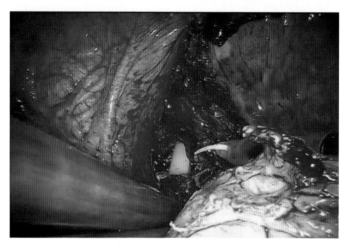

图 2-7-7　于前列腺尖部切除前列腺腺瘤腺体及前列腺尿道

4. 止血　仔细检查前列腺窝有无腺体残留,通过电凝或缝合线结扎彻底止血(图 2-7-8)。在 5 点钟和 7 点钟位置之间,使用 3-0 Polysorb 缝合线将膀胱颈部黏膜多点缝合到前列腺尖部尿道黏膜中(图 2-7-9、图 2-7-10)。然后,用 2-0 可吸收缝合线分两层连续缝合膀胱切口。插入一根 22F 的三腔 Foley 导管,通过 Foley 导管使用生理盐水冲洗切口。在外侧 8 mm 机器人套管的位置放置一个封闭式负压盆腔引流管,并固定在皮肤上。

5. 机械臂移除和伤口缝合　通过辅助孔置入引流管,在较低的气腹压力(<10 mmHg)下再次确认各穿刺孔有无活动性出血。通过镜头孔置入带有牵引绳的腹腔镜标本袋,将前列腺腺瘤放入标本袋内(图 2-7-11),通过脐上套管的延伸部位取出并送病理检查。关闭气腹机,将机械臂从各套管移除。用可吸收缝合线或丝线缝合脐部切口的筋膜,以避免切口疝形成,手术的皮肤切口可以使用丝线或皮下可吸收缝合线加以缝合。

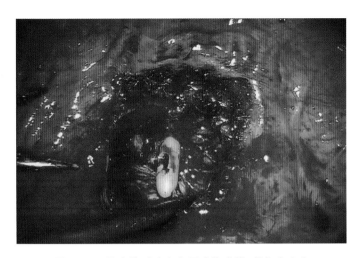

图 2-7-8　检查前列腺窝有无腺体残留，并彻底止血

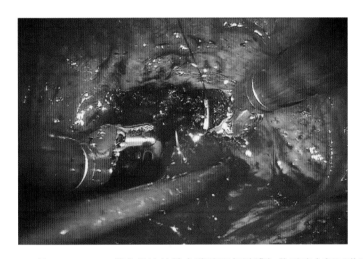

图 2-7-9　用 3-0 Polysorb 缝合线连续缝合膀胱颈部黏膜与前列腺尖部尿道黏膜

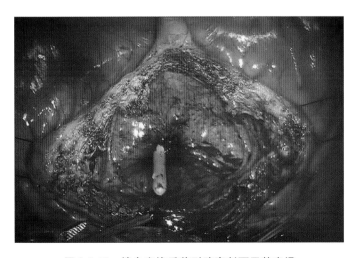

图 2-7-10　缝合完毕后前列腺窝创面平整光滑

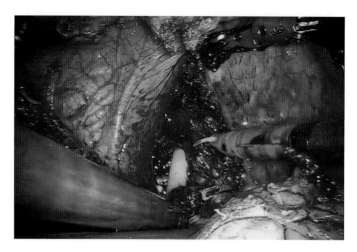

图 2-7-11　将前列腺腺瘤放入标本袋内

七、术后处理

在恢复期,要监测盆腔引流管、导尿管、耻骨上管(如果有耻骨上管)的输出量。常规检查血细胞比容。如有明显出血,可以牵引导尿管,用注入 50 mL 生理盐水的球囊压迫膀胱颈和前列腺窝。将导尿管固定在腹部可维持恒定可靠的牵引。进行持续膀胱冲洗,以防止血栓形成。对大多数患者来说,这些措施是充分和有效的。如果在采取这些措施后仍有大量出血,可以在手术室中取出导尿管,并使用膀胱镜对前列腺窝和膀胱颈进行检查,以识别和电凝散在的出血点。如果继续存在明显的出血,应考虑行再次手术探查。

在手术当天的晚上,要求患者在清醒时进行背屈和跖屈运动,并进行肺部锻炼。通过患者控制的镇痛泵静脉输入阿片类药物来实现有效的疼痛管理。

术后第 1 天,患者可以开始吃清淡的流食,每天走动 4 次,并继续进行肺部锻炼。如血尿消失,可停止膀胱冲洗,放置导尿管(还可放置耻骨上管)进行重力引流。同时,将导尿管中的球囊注入 30 mL 生理盐水,并通过冲洗去除残留的血凝块。

术后第 2 天,如果尿液是清澈的,并且在术中放置了耻骨上管和导尿管,则可以拔除导尿管并夹紧耻骨上管以进行排尿试验。鼓励患者走动并继续进行肺部锻炼。当患者耐受常规饮食时,可给予口服镇痛药,并停用胃肠外阿片类药物。对患者做适当的出院说明,为出院做准备。如果盆腔引流量较少,则拔除盆腔引流管。

患者出院后,鼓励他们逐渐增加活动量。如果患者有留置的耻骨上管,并且排尿良好,排尿后残余尿量较小,则在手术后 1 周移除耻骨上管。如果患者只使用导尿管而未使用耻骨上管,则在手术后 1 周移除导尿管。患者应能够在术后 4~6 周完全恢复活动,并在术后第 6 周和第 3 个月于门诊复查。

八、并发症及其防治

与单纯前列腺切除术相关的并发症发生率和死亡率极低。过度出血一直是人们面临的一个主要问题。随着外科技术的发展,失血现在已经很少见,输血也不常见。在耻骨后单纯前列腺切除术中,控制前列腺尖部远侧的背深静脉复合体,并在前列腺膀胱结合部将外侧蒂与前列腺结扎,可显著减少出血。行单纯前列腺切除术时备用 1~2 个单位的自体血液仍然是谨慎的。在有或无机器人辅助的 LSP 中，围手术期出血明显减少，患者几乎不需要输血。

术后出现的尿外渗应引起关注，这很可能是由耻骨后单纯前列腺切除术中的前列腺包膜切口，耻骨上单纯前列腺切除术或 RALSP 中的膀胱切口不完全闭合所致。尿外渗通常会随着导尿管的持续引流而自行消失。导尿管应继续保留，直到尿外渗停止。

在单纯前列腺切除术后，尿急和尿失禁可能会持续存在几周到几个月，这取决于术前的膀胱状态。如果病情较严重，可给予患者口服抗胆碱能药物（如奥昔布宁等）。压力性尿失禁和完全尿失禁是很少见的。对前列腺腺瘤的精确剜除，可使尿道外括约肌的损伤风险减至最小。如果手术后出现压力性尿失禁，患者可以在病情较轻的情况下接受尿道注射胶原蛋白治疗，或在情况较严重时接受人造尿道外括约肌治疗。

泌尿系统的晚期并发症并不常见。只要患者的手术创面愈合，急性膀胱炎很少发生。如果尿液反流到射精管，则偶尔会发生急性附睾炎。

接受单纯前列腺切除术的患者中 3％～5％会出现勃起功能障碍，多见于老年男性；80％～90％的患者在手术后会出现逆行射精。此外，2％～5％的患者在单纯前列腺切除术后 6～12 周会出现膀胱颈挛缩。如果出现膀胱颈挛缩，初步处理方法是扩张尿道或者用 Collings 刀直接切开膀胱颈，形成一个 22F 的开口。

常见的非泌尿系统不良反应包括深静脉血栓形成、肺栓塞、心肌梗死和脑血管事件，其中任何一种并发症的发生率都小于 1％，该手术的总体死亡率接近于零。

九、注意事项

对于一些腺体较大（＞100 g）的前列腺腺瘤，盆腔内手术空间相对较小，前列腺尖部较难显露，腺体翻动及游离较为困难，手术难度因而增加。因为较大的腺体填满盆腔，对分离和缝扎造成困难，可在游离前列腺侧蒂、前列腺活动度相对增加后加以缝扎。在分离两侧前列腺侧蒂时，较大的腺体造成术野显露困难，可用缝合线将前列腺做"8"字缝合进行牵引和悬吊，有助于显露术野。前列腺腺体较大时膀胱颈往往较宽大，腺体多凸向膀胱，在分离膀胱颈时，难以保留较小的膀胱颈口，而且可能损伤输尿管口，术中需仔细观察，必要时可插入输尿管导管作为标记；如膀胱颈口较大，需做球拍样缝合或鱼嘴样缝合进行重建。对于单纯中叶偏大的前列腺腺瘤，处理膀胱颈时应尽量贴近腺体分离。

十、技术现状及展望

RALSP 弥补了单纯前列腺切除术及经尿道钬激光前列腺剜除术（transurethral holmium laser enucleation of prostate，HoLEP）的不足，具有腺体切除彻底、手术创伤小、出血量少、并发症少、效果确切、术后患者恢复快等优势，是治疗大体积 BPH 安全、有效的手术方式。目前机器人手术系统在国内尚未普及，手术费用较高，这在一定程度上限制了RALSP 的进一步推广。随着微创技术的发展，机器人手术系统逐渐普及，RALSP 将会有更广阔的应用前景。

参 考 文 献

[1] BUZELIN J M，DELAUCHE-CAVALLIER M C，ROTH S，et al. Clinical uroselectivity：evidence from patients treated with slow-release alfuzosin for symptomatic benign prostatic obstruction[J]. Br J Urol，1997，79(6)：898-906.

［2］ CAMPO B,BERGAMASCHI F,CORRADA P,et al. Transurethral needle ablation (TUNA) of the prostate:a clinical and urodynamic evaluation[J]. Urology,1997,49 (6):847-850.

［3］ BOTTO H,LEBRET T,BARRÉ P,et al. Electrovaporization of the prostate with the Gyrus device[J]. J Endourol,2001,15(3):313-316.

［4］ BRUNOCILLA E, VECE E, LUPO S, et al. Preperitoneal prosthetic mesh hernioplasty for the simultaneous repair of inguinal hernia during prostatic surgery: experience with 172 patients[J]. Urol Int,2005,75(1):38-42.

［5］ ABRAMS P,SCHULMAN C C,VAAGE S. Tamsulosin,a selective α_{1c}-adrenoceptor antagonist: a randomized, controlled trial in patients with benign prostatic 'obstruction'(symptomatic BPH). The European Tamsulosin Study Group[J]. Br J Urol,1995,76(3):325-336.

［6］ ANDERSEN J T,EKMAN P,WOLF H,et al. Can finasteride reverse the progress of benign prostatic hyperplasia? A two-year placebo-controlled study. The Scandinavian BPH Study Group[J]. Urology,1995,46(5):631-637.

［7］ CLAVIJO R, CARMONA O, DE ANDRADE R, et al. Robot-assisted intrafascial simple prostatectomy:novel technique[J]. J Endourol,2013,27(3):328-332.

［8］ CORNFORD P A,BIYANI C S,BROUGH S J,et al. Daycase transurethral incision of the prostate using the holmium:YAG laser:initial experience[J]. Br J Urol,1997,79 (3):383-384.

［9］ COWLES R S 3RD, KABALIN J N, CHILDS S, et al. A prospective randomized comparison of transurethral resection to visual laser ablation of the prostate for the treatment of benign prostatic hyperplasia[J]. Urology,1995,46(2):155-160.

［10］ CULP D A. Benign prostatic hyperplasia. Early recognition and management[J]. Urol Clin North Am,1975,2(1):29-48.

［11］ DO M,LIATSIKOS E N,KALLIDONIS P,et al. Hernia repair during endoscopic extraperitoneal radical prostatectomy:outcome after 93 cases[J]. J Endourol,2011, 25(4):625-629.

［12］ EATON A C,FRANCIS R N. The provision of transurethral prostatectomy on a day-case basis using bipolar plasma kinetic technology[J]. BJU Int,2002,89(6):534-537.

［13］ FREYER P J. A new method of performing perineal prostatectomy[J]. Lancet, 1900,1(2047):698-699.

［14］ GACCI M,BARTOLETTI R,FIGLIOLI S,et al. Urinary symptoms,quality of life and sexual function in patients with benign prostatic hypertrophy before and after prostatectomy:a prospective study[J]. BJU Int,2003,91(3):196-200.

［15］ GILLENWATER J Y, CONN R L, CHRYSANT S G, et al. Doxazosin for the treatment of benign prostatic hyperplasia in patients with mild to moderate essential hypertension: a double-blind, placebo-controlled, dose-response multicenter study [J]. J Urol,1995,154(1):110-115.

[16] GILLING P J,KENNETT K,DAS A K,et al. Holmium laser enucleation of the prostate(HoLEP) combined with transurethral tissue morcellation:an update on the early clinical experience[J]. J Endourol,1998,12(5):457-459.

[17] GORMLEY G J,STONER E,BRUSKEWITZ R C,et al. The effect of finasteride in men with benign prostatic hyperplasia. The Finasteride Study Group[J]. N Engl J Med,1992,327(17):1185-1191.

[18] JARDIN A,BENSADOUN H,DELAUCHE-CAVALLIER M C,et al. Alfuzosin for benign prostatic hypertrophy[J]. Lancet,1991,338(8772):947.

[19] JAVLÉ P,BLAIR M,PALMER M,et al. The role of an advanced thermotherapy device in prostatic voiding dysfunction[J]. Br J Urol,1996,78(3):391-397.

[20] JOHN H, BUCHER C, ENGEL N, et al. Preperitoneal robotic prostate adenomectomy[J]. Urology,2009,73(4):811-815.

[21] KAPLAN S A,SANTAROSA R P,TE A E. Transurethral electrovaporization of the prostate:one-year experience[J]. Urology,1996,48(6):876-881.

[22] LEPOR H. Long-term efficacy and safety of terazosin in patients with benign prostatic hyperplasia. Terazosin Research Group[J]. Urology,1995,45(3):406-413.

[23] LEPOR H,WILLIFORD W O,BARRY M J,et al. The efficacy of terazosin, finasteride,or both in benign prostatic hyperplasia. Veterans Affairs Cooperative Studies Benign Prostatic Hyperplasia Study Group[J]. N Engl J Med,1996,335(8): 533-539.

[24] MALAMENT M. Maximal hemostasis in suprapubic prostatectomy [J]. Surg Gynecol Obstet,1965,120:1307-1312.

[25] MATEI D V, BRESCIA A, MAZZOLENI F, et al. Robot-assisted simple prostatectomy(RASP):does it make sense? [J]. BJU Int,2012,110(11 Pt C):E972-E979.

[26] MCCONNELL J D, BARRY M J, BRUSKEWITZ R C. Benign prostatic hyperplasia:diagnosis and treatment. Agency for Health Care Policy and Research [J]. Clin Pract Guidel Quick Ref Guide Clin,1994(8):1-17.

[27] MEBUST W K, HOLTGREWE H L, COCKETT A T, et al. Transurethral prostatectomy:immediate and postoperative complications. A cooperative study of 13 participating institutions evaluating 3,885 patients[J]. J Urol, 1989, 141 (2): 243-247.

[28] MILLIN T. Retropubic prostatectomy:a new extravesical technique:report on 20 cases[J]. Lancet,1945,2(6380):693-696.

[29] MUSCHTER R, HOFSTETTER A. Technique and results of interstitial laser coagulation[J]. World J Urol,1995,13(2):109-114.

[30] NAKAMURA L Y,NUNEZ R N,CASTLE E P,et al. Different approaches to an inguinal hernia repair during a simultaneous robot-assisted radical prostatectomy [J]. J Endourol,2011,25(4):621-624.

[31] O'CONOR V J JR. An aid for hemostasis in open prostatectomy:capsular plication

[J]. J Urol,1982,127(3):448.

[32] OGDEN C W,REDDY P,JOHNSON H,et al. Sham versus transurethral microwave thermotherapy in patients with symptoms of benign prostatic bladder outflow obstruction[J]. Lancet,1993,341(8836):14-17.

[33] RAZZAK M. BPH:HoLEP—a steep learning curve but better for patients[J]. Nat Rev Urol,2013,10(2):66.

[34] REICH O,GRATZKE C,STIEF C G. Techniques and long-term results of surgical procedures for BPH[J]. Eur Urol,2006,49(6):970-978.

[35] REINER W G,WALSH P C. An anatomical approach to the surgical management of the dorsal vein and Santorini's plexus during radical retropubic surgery[J]. J Urol, 1979,121(2):198-200.

[36] ROEHRBORN C G,BOYLE P,NICKEL J C,et al. Efficacy and safety of a dual inhibitor of 5-alpha-reductase types 1 and 2 (dutasteride) in men with benign prostatic hyperplasia[J]. Urology,2002,60(3):434-441.

[37] ROEHRBORN C G, MARKS L S, FENTER T, et al. Efficacy and safety of dutasteride in the four-year treatment of men with benign prostatic hyperplasia[J]. Urology,2004,63(4):709-715.

[38] ROEHRBORN C G, OESTERLING J E, AUERBACH S, et al. The Hytrin Community Assessment Trial study:a one-year study of terazosin versus placebo in the treatment of men with symptomatic benign prostatic hyperplasia. HYCAT Investigator Group[J]. Urology,1996,47(2):159-168.

[39] ROOS N P,WENNBERG J E,MALENKA D J,et al. Mortality and reoperation after open and transurethral resection of the prostate for benign prostatic hyperplasia[J]. N Engl J Med,1989,320(17):1120-1124.

[40] SCHLEGEL P N, WALSH P C. Simultaneous preperitoneal hernia repair during radical pelvic surgery[J]. J Urol,1987,137(6):1180-1183.

[41] SCHUESSLER W W,SCHULAM P G,CLAYMAN R V,et al. Laparoscopic radical prostatectomy:initial short-term experience[J]. Urology,1997,50(6):854-857.

[42] SCHULMAN C C,ZLOTTA A R,RASOR J S,et al. Transurethral needle ablation (TUNA):safety,feasibility,and tolerance of a new office procedure for treatment of benign prostatic hyperplasia[J]. Eur Urol,1993,24(3):415-423.

[43] SERRETTA V,MORGIA G,FONDACARO L,et al. Open prostatectomy for benign prostatic enlargement in southern Europe in the late 1990s:a contemporary series of 1800 interventions[J]. Urology,2002,60(4):623-627.

[44] SOTELO R,CLAVIJO R,CARMONA O,et al. Robotic simple prostatectomy[J]. J Urol,2008,179(2):513-515.

[45] SOTELO R,SPALIVIERO M,GARCIA-SEGUI A,et al. Laparoscopic retropubic simple prostatectomy[J]. J Urol,2005,173(3):757-760.

[46] TUBARO A,CARTER S,HIND A,et al. A prospective study of the safety and efficacy of suprapubic transvesical prostatectomy in patients with benign prostatic

hyperplasia[J]. J Urol,2001,166(1):172-176.

[47] VARKARAKIS I,KYRIAKAKIS Z,DELIS A,et al. Long-term results of open transvesical prostatectomy from a contemporary series of patients[J]. Urology, 2004,64(2):306-310.

[48] WALSH P C,OESTERLING J E. Improved hemostasis during simple retropubic prostatectomy[J]. J Urol,1990,143(6):1203-1204.

[49] YUH B, LAUNGANI R, PERLMUTTER A, et al. Robot-assisted Millin's retropubic prostatectomy:case series[J]. Can J Urol,2008,15(3):4101-4105.

[50] ZARGOOSHI J. Open prostatectomy for benign prostate hyperplasia:short-term outcome in 3000 consecutive patients[J]. Prostate Cancer Prostatic Dis,2007,10(4): 374-377.

[51] GUILLONNEAU B,VALLANCIEN G. Laparoscopic radical pro-statectomy:the Montsouris technique[J]. J Urol,2000,163(6):1643-1649.

[52] ABBOU C C,SALOMON L,HOZNEK A,et al. Laparoscopic radical prostatectomy: preliminary results[J]. Urology,2000,55(5):630-634.

[53] BINDER J,KRAMER W. Robotically-assisted laparoscopic radical prostatectomy [J]. BJU Int,2001,87(4):408-410.

[54] ZHENG T,ZHANG X,MA X,et al. Oncological and funetional results of extraperitoneal laparoscopic radieal prostatectomy[J]. Oncol Lett,2012,4(2): 351-357.

[55] ZHENG T,ZHANG X,MA X,et al. A matehed-pair comparison between bilateral intrafascial and interfascial nerve-sparing technique in extraperitoneal laparoscopic radical prostatectomy[J]. Asian J Androl,2013,15(4):513-517.

[56] MONTORSI F,WILSON T G,ROSEN R C,et al. Best practices in robot-assisted radical prostatectomy:recommendations of the Pasadena Consensus Panel[J]. Eur Urol,2012,62(3):368-381.

[57] NOVARA G,FICARRA V,MOCELLIN S,et al. Systematic review and meta-analysis of studies reporting oncologic outcomeafter robot-assisted radical prostatectomy[J]. Eur Urol,2012,62(3):382-404.

[58] NOVARA G,FICARRA V,ROSEN R C,et al. Systematic review and meta-analysis of perioperative outcomes and complications after robot-assisted laparoscopic prostatectomy[J]. Eur Urol,2012,62(3):431-452.

[59] ASIMAKOPOULOS A D,PEREIRA FRAGA C T,ANNINO F,et al. Randomized comparison between laparoscopic and robot-assisted nerve-sparing radical prostatectomy[J]. J Sex Med,2011,8(5):1503-1512.

[60] FICARRA V,NOVARA G,ROSEN R C,et al. Systematic review and meta-analysis of studies reporting urinary continence recovery after robot-assisted radical prostatectomy[J]. Eur Urol,2012,62(3):405-417.

第三章　其他泌尿外科机器人手术

第一节　机器人盆腔淋巴结清扫术

一、概况

盆腔淋巴结清扫术（PLND）在泌尿外科中主要应用在前列腺癌和膀胱癌手术中，前列腺癌的淋巴结清扫术在第二章第六节中有详细讲述，此节主要就膀胱癌手术中的淋巴结清扫术进行讨论。膀胱癌是常见的泌尿外科疾病之一。盆腔淋巴结清扫术的清扫范围在肌层浸润性膀胱癌的外科治疗中仍然是一个有争议的问题。有研究报道，接受了根治性膀胱切除术的患者，术后盆腔淋巴转移的发生率约为25％，与膀胱癌的肌层浸润性密切相关。有盆腔淋巴转移的患者，5年生存率和10年生存率分别约为31％和23％。研究发现，扩大盆腔淋巴结清扫术对于长期生存是有益的。

一项研究对行根治性膀胱切除术加局限性盆腔淋巴结清扫术（336例；克利夫兰诊所）和行扩大盆腔淋巴结清扫术（322例；伯尔尼大学）的两组患者进行了分析。局限性盆腔淋巴结清扫组总的淋巴结阳性率为13％，而扩大盆腔淋巴结清扫组总的淋巴结阳性率为26％。局限性盆腔淋巴结清扫组的5年无复发生存率为7％，而扩大盆腔淋巴结清扫术组为35％。对于淋巴结阳性的患者，局限性盆腔淋巴结清扫与较差的预后和局部进展风险较高有关。扩大盆腔淋巴结清扫术可提高高风险膀胱癌和淋巴结阳性患者的临床分期准确性和生存率。扩大盆腔淋巴结清扫术提供了更好的诊断和治疗效果。

与开放手术相比，机器人手术具有更多优势。机器人根治性膀胱切除术减少了术中失血，患者恢复更快、住院时间缩短。泌尿外科专家克服技术难关，成功进行了机器人辅助腹腔镜扩大盆腔淋巴结清扫术。

本节介绍了扩大盆腔淋巴结清扫术的主要步骤和技巧，这是高风险的难治性膀胱癌患者可选择的术式。

二、解剖

已有研究证明膀胱癌的淋巴转移发生在闭孔窝、髂内、髂外和髂总淋巴结及膀胱周围区域。从远端（骨盆）到近端（主动脉）淋巴转移率下降。在一项队列研究中，176例患者行根治性膀胱切除术（RC）时一并进行了扩大盆腔淋巴结清扫术。43例患者（24.4％）发生了淋巴转移，其中膀胱周围区域的淋巴转移率为22.7％，髂总血管周围区域的淋巴转移率为8％，骶前区的淋巴转移率为5.1％，主动脉分叉以上区域的淋巴转移率为4％。通过多模态成像技术[如单光子发射计算机体层摄影（SPECT）/CT]和放射性示踪剂探测的结合应用，研究者们能够更准确地描绘出淋巴转移的范围。局限性盆腔淋巴结清扫术可能不足以发现所有的转移淋巴结，因为闭孔窝区域的淋巴组织只有大约一半会被移除。相比之下，更广泛的盆腔淋巴结清扫，包括沿主要骨盆血管走行区域的淋巴结清扫，可以移除大约90%的淋巴结（包括髂内血管、闭孔血管、闭孔窝和髂总血管区，直到输尿管-髂骨交叉处为止的淋巴结），从而提高了检测微转移的可能性，这对于准确分期和提高治疗效果至关重要（图 3-1-1）。

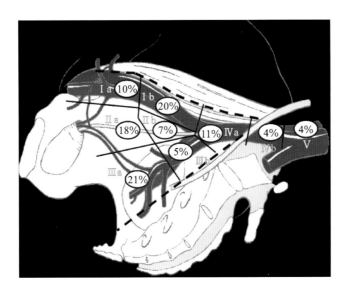

图 3-1-1　盆腔淋巴结和转移可能的解剖分布

（经 Eur Urol 授权转载。引自 ROTH B，WISSMEYER M P，ZEHNDER P，et al. A new multimodality technique accurately maps the primary lymphatic landing sites of the bladder[J]. Eur Urol，2010，57(2):205-211.）

淋巴结的分布：髂外血管的远端（Ⅰa）和髂外血管的近端（Ⅰb），闭孔窝的远端（Ⅱa）和闭孔窝的近端（Ⅱb），髂内血管的远端（Ⅲa）和髂内血管的近端（Ⅲb），髂总血管的远端（Ⅳa）和髂总血管的近端（Ⅳb），主动脉旁/腔静脉旁（Ⅴ）。

淋巴结清扫的程度：Leadbetter 和 Cooper 阐明了膀胱癌的淋巴转移特征，包括盆腔淋巴结分布的六个区域。基于此，Dorin 等进一步绘制了盆腔淋巴结散点图，按不同范围将需要清扫的盆腔淋巴结分为如下三个级别。

Ⅰ级：在真骨盆中，髂总动脉分叉水平以下的淋巴结，包括双侧髂外血管、闭孔窝和髂内血管区域的淋巴结。

Ⅱ级：在髂总动脉分叉水平以上，直至主动脉分叉的淋巴结，包括双侧髂总血管和骶前区的淋巴结。

Ⅲ级：一直高于腹主动脉分叉水平，直至腹膜下动脉的起始部分的淋巴结，包括腹主动脉区和下腔静脉远端周围腹膜后区域的淋巴结。

盆腔淋巴结清扫术的清扫范围尚未达成共识。盆腔淋巴结清扫术的具体术式如下。

（1）标准盆腔淋巴结清扫术，Ⅰ级淋巴结（闭孔窝、髂内血管、髂外血管旁和髂总淋巴结）。

（2）扩大盆腔淋巴结清扫术，Ⅰ级和Ⅱ级淋巴结（将骶前淋巴结等增加到标准盆腔淋巴结清扫术的清扫范围内）。此外，一些外科医生还将清扫范围扩大到Ⅲ级淋巴结（图 3-1-2 和图 3-1-3）。

（3）改良盆腔淋巴结清扫术，清扫范围包括髂内血管和闭孔窝的淋巴结。

盆腔淋巴结清扫术清扫范围。

前侧：髂外静脉后缘。

后侧：闭孔神经。

头侧：髂外静脉与髂内静脉汇合处。

尾侧：耻骨韧带的髂耻分支。

内侧：脐内侧襞。

外侧：盆腔侧壁肌群。

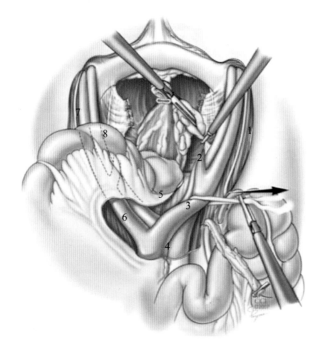

1—右髂外血管；2—右髂内血管；3—右髂总血管；4—腹主动脉和下腔静脉；
5—骶前区；6—左髂总血管；7—左髂外血管；8—左髂内血管

图 3-1-2　扩大盆腔淋巴结清扫术的示意图

（引自 DESAI M M，BERGER A K，BRANDINA R R，et al. Robotic and laparoscopic high extended pelvic lymph node dissection during radical cystectomy：technique and outcomes ［J］. Eur Urol，2012，61（2）：350-355. 经许可转载）

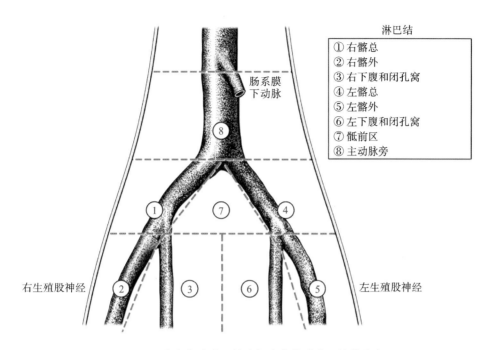

图 3-1-3　扩大盆腔淋巴结清扫术中盆腔淋巴结的分布

（经 Eur Urol 授权转载。引自 TARIN T V, POWER N E, EHDAIE B, et al. Lymph node-positive bladder cancer treated with radical cystectomy and lymphadenectomy：effect of the level of node positivity[J]. Eur Urol,2012,61(5):1025-1030.）

三、适应证和禁忌证

（一）适应证

标准或扩大盆腔淋巴结清扫术是膀胱癌根治性膀胱切除术的组成部分。淋巴转移可影响预后。盆腔淋巴结清扫术具有很强的临床意义,特别是对于术前诊断有淋巴转移的患者。

（二）禁忌证

曾行腹部手术而导致骨盆粘连的患者;盆腔炎或腹膜炎患者;凝血功能异常的患者;活动性传染病患者等。

四、术前准备、体位和麻醉、机器人定泊和套管定位

患者的体位、麻醉,气腹的建立,机器人定泊,套管定位已在第二章第一节"下尿路机器人手术入路的建立"中有详细叙述。

五、手术过程

盆腔淋巴结清扫术可根据外科医生的偏好在膀胱完整切除之前或之后进行。以下是机器人根治性膀胱切除术后的盆腔淋巴结清扫术的步骤。

(1) 闭孔窝、髂内血管和髂外血管区域淋巴结清扫术（右侧）：沿髂外动脉切开腹膜，直到髂总动脉分叉处（图 3-1-4），沿髂外动脉分离淋巴组织，远端到髂外动脉进入腹壁处（图 3-1-5、图 3-1-6）、近端到髂总动脉分叉处（图 3-1-7）。以生殖股神经为侧限，清扫髂外动脉后外侧淋巴组织（图 3-1-8）。识别并保护生殖股神经（图 3-1-9）。

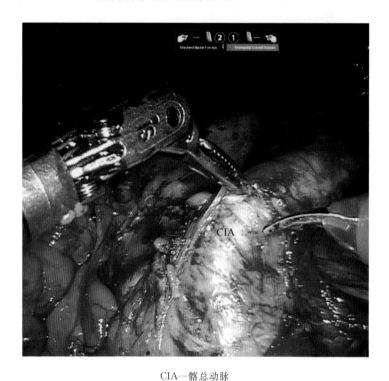

CIA—髂总动脉

图 3-1-4   沿髂外动脉切开腹膜，直到髂总动脉分叉处

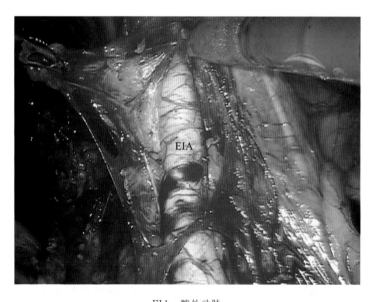

EIA—髂外动脉

图 3-1-5   切开髂外动脉周围筋膜，分离淋巴组织

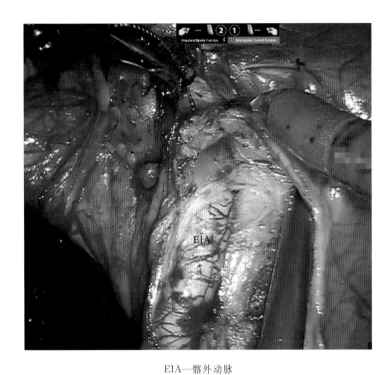

EIA—髂外动脉

图 3-1-6　髂外动脉远端淋巴结清扫至髂外动脉进入腹壁处

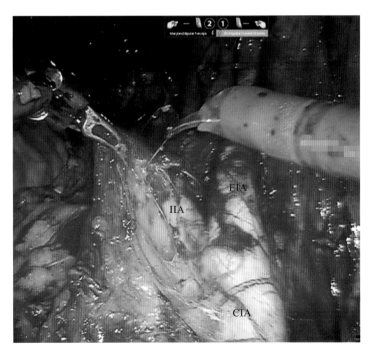

EIA—髂外动脉；IIA—髂内动脉；CIA—髂总动脉

图 3-1-7　髂总动脉分叉处为近端淋巴结清扫终点

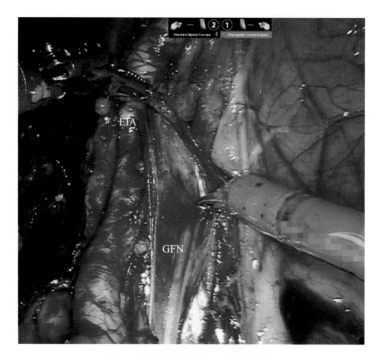

EIA—髂外动脉;GFN—生殖股神经

图 3-1-8 以生殖股神经为侧限,清扫髂外动脉后外侧淋巴组织

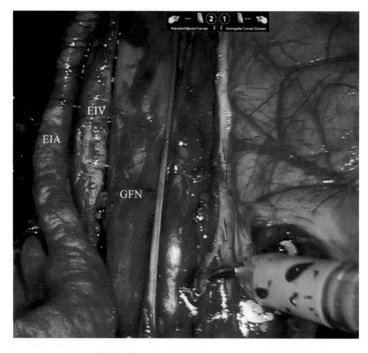

EIA—髂外动脉;EIV—髂外静脉;GFN—生殖股神经

图 3-1-9 识别并保护生殖股神经,完成髂外血管区域的清扫

切开髂内动脉周围筋膜(图 3-1-10)。清扫髂内动脉和髂外动脉之间的淋巴组织,以暴露髂外静脉的全长(图 3-1-11)。围绕髂外静脉进行淋巴结清扫直至远端(图 3-1-12)。静脉

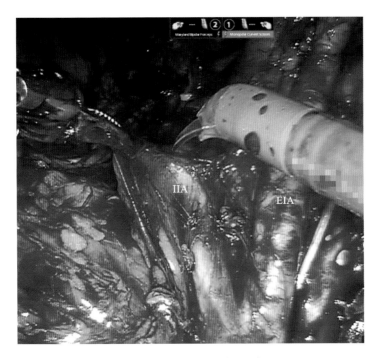

EIA—髂外动脉；IIA—髂内动脉

图 3-1-10 切开髂内动脉周围筋膜

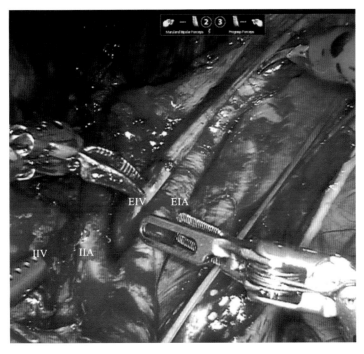

EIA—髂外动脉；IIA—髂内动脉；EIV—髂外静脉；IIV—髂内静脉

图 3-1-11 清扫髂内动脉和髂外动脉之间的淋巴组织

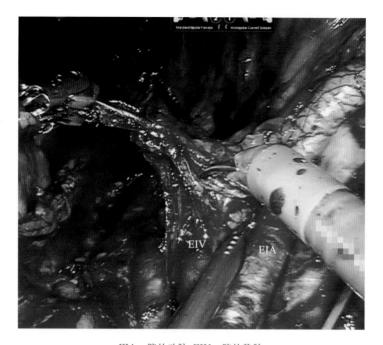

EIA—髂外动脉;EIV—髂外静脉

图 3-1-12   清扫髂外静脉区域淋巴结

需要进行精细的分离。沿髂外静脉向后方分离,然后向中间分离,清扫髂外静脉后侧、内侧淋巴结(图 3-1-13、图 3-1-14)。分离动作需要轻柔,以免对分支造成伤害。当沿着髂外静脉以下的骨盆壁进行分离时,闭孔神经和血管将会显露(图 3-1-15)。将闭孔静脉用 Hem-o-lok 夹夹住并剪断(图 3-1-16)。将闭孔窝的淋巴组织与髂内血管周围的淋巴组织一起取出(图 3-1-17)。右闭孔窝、右髂外血管和右髂内血管区域的淋巴结被完全清除(图 3-1-18)。

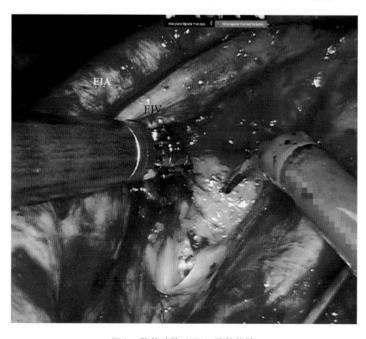

EIA—髂外动脉;EIV—髂外静脉

图 3-1-13   清扫髂外静脉后侧淋巴结

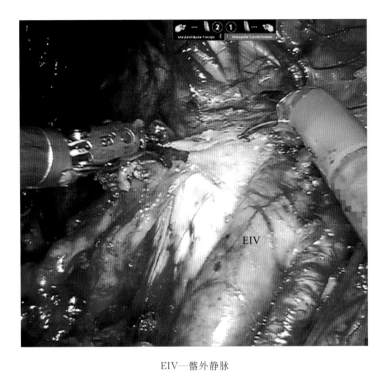

EIV—髂外静脉

图 3-1-14 清扫髂外静脉内侧淋巴结

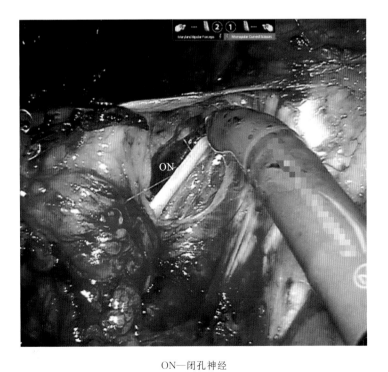

ON—闭孔神经

图 3-1-15 显露闭孔神经和血管

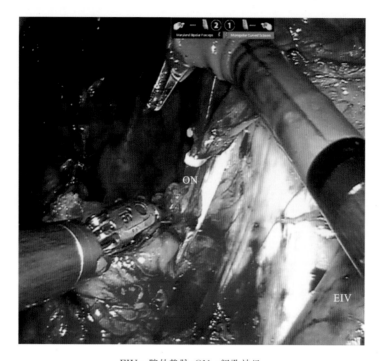

EIV—髂外静脉；ON—闭孔神经

图 3-1-16　用 Hem-o-lok 夹夹住闭孔静脉并剪断，分离闭孔神经

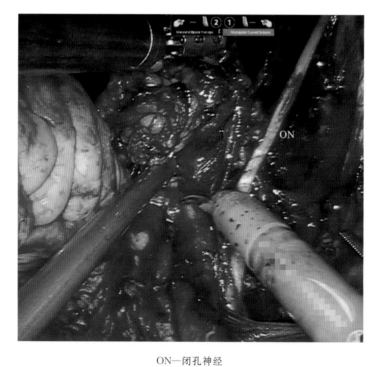

ON—闭孔神经

图 3-1-17　清扫髂内血管周围、闭孔窝内淋巴结

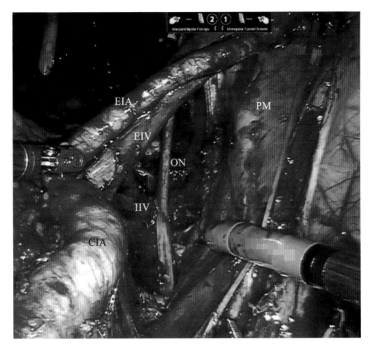

EIA—髂外动脉；EIV—髂外静脉；ON—闭孔神经；PM—腰大肌；IIV—髂内静脉；CIA—髂总动脉

图 3-1-18 右闭孔窝、右髂外血管和右髂内血管区域的淋巴结清扫完成

（2）Ⅱ级盆腔淋巴结清扫术：沿右髂总动脉切开腹膜直至腹主动脉分叉处（图 3-1-19），以暴露腹主动脉和右髂总动脉。沿右髂总动脉进行淋巴结清扫，直至右髂总静脉和骶前区（图 3-1-20、图 3-1-21）。随后，对髂总静脉和髂内静脉周围的淋巴结进行清扫（图 3-1-22）。右侧Ⅱ级盆腔淋巴结清扫术已完成（图 3-1-23）。

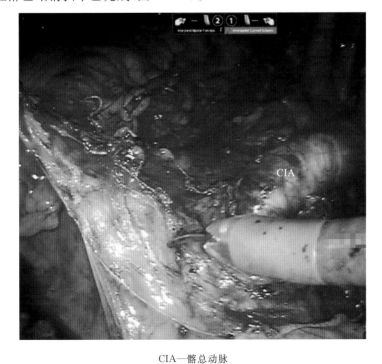

CIA—髂总动脉

图 3-1-19 沿右髂总动脉切开腹膜

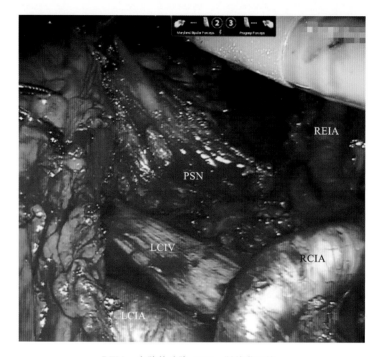

REIA—右髂外动脉；PSN—骶前淋巴结；
LCIV—左髂总静脉；RCIA—右髂总动脉；LCIA—左髂总动脉

图 3-1-20   沿右髂总动脉清扫淋巴结

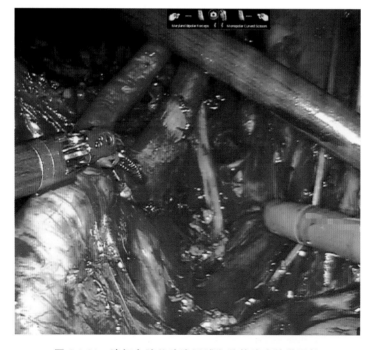

图 3-1-21   清扫右髂总动脉区域和腔静脉旁的淋巴结

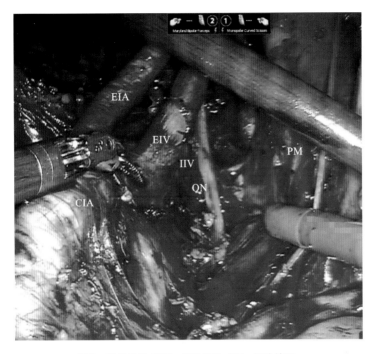

EIA—髂外动脉；EIV—髂外静脉；ON—闭孔神经；

IIV—髂内静脉；CIA—髂总动脉；PM—腰大肌

图 3-1-22　清扫髂总静脉和髂内静脉周围的淋巴结

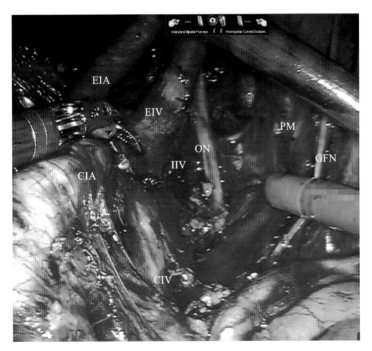

EIA—髂外动脉；EIV—髂外静脉；ON—闭孔神经；IIV—髂内静脉；

CIA—髂总动脉；CIV—髂总静脉；GFN—生殖股神经；PM—腰大肌

图 3-1-23　右侧Ⅱ级盆腔淋巴结清扫术已完成

（3）左髂总血管、左髂内血管和左髂外血管以及左闭孔窝区域淋巴结清扫术：游离乙状结肠，在乙状结肠后沿左髂总动脉切开腹膜，向近侧分离左髂总动脉，直至腹主动脉分叉处（图 3-1-24）。乙状结肠缩回右侧，继续进行淋巴结清扫，直至左髂总动脉分叉处（图3-1-25）。左闭孔窝、左髂内血管和左髂外血管区域的淋巴结清扫与右侧相似（图 3-1-26）。

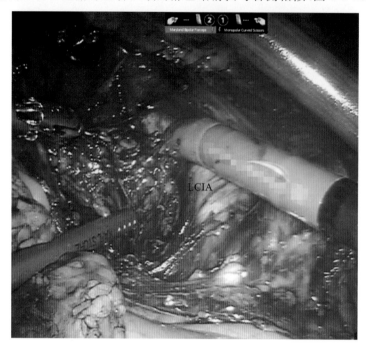

LCIA—左髂总动脉

图 3-1-24　清扫左髂总动脉近端的淋巴结

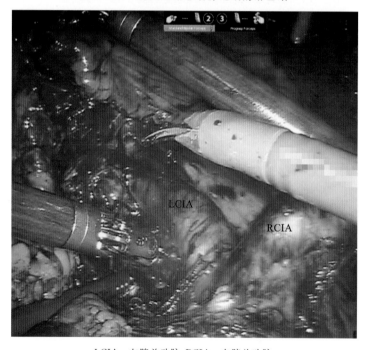

LCIA—左髂总动脉；RCIA—右髂总动脉

图 3-1-25　清扫左髂总动脉区域淋巴结

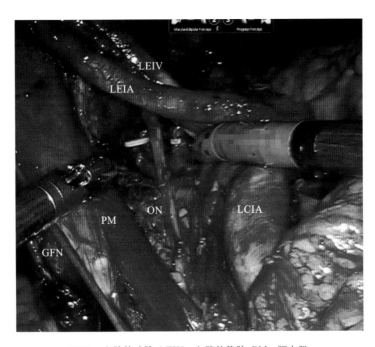

LEIA—左髂外动脉；LEIV—左髂外静脉；PM—腰大肌；
ON—闭孔神经；GFN—生殖股神经；LCIA—左髂总动脉

图 3-1-26 清扫左闭孔窝、左髂外血管和左髂内血管区域淋巴结

六、技术现状及展望

机器人扩大盆腔淋巴结清扫术发展迅速，有望取代腹腔镜扩大盆腔淋巴结清扫术。多角度内镜连接系统和机器人手术系统的三维图像放大功能在骨盆手术中有很大的优势。与开放手术相比，机器人手术系统在肥胖患者盆腔手术中能提供更好的手术视野。

机器人根治性膀胱切除术是基于腹腔镜根治性膀胱切除术的经验而开发的。机器人根治性膀胱切除术和盆腔淋巴结清扫术除具有微创的优势外，其淋巴结清除率与开放手术相同。研究表明，机器人根治性膀胱切除术和盆腔淋巴结清扫术能够根据需要检出足够的淋巴结。通过将清扫范围扩大到肠系膜下动脉水平，中位淋巴结检出率为 42.5%（范围：16%～78%），达到了开放手术中淋巴结清扫的要求。

由于手术视野暴露困难，髂总血管、腹主动脉分叉处至肠系膜上动脉区域的淋巴结清扫具有挑战性。乙状结肠和小肠可能进入上述手术区域并掩盖上述结构。在腹腔镜手术中，由于套管与这些结构邻接，很难通过调整镜头角度来充分暴露近端髂总动脉和主动脉分叉的位置。机器人手术系统具有稳定且移动范围广的摄像头，可以解决此问题。机器人根治性膀胱切除术和扩大盆腔淋巴结清扫术的可行性和有效性已得到认可。扩大盆腔淋巴结清扫术和标准盆腔淋巴结清扫术能够清除足够数量的淋巴结。一项前瞻性随机对照研究比较了开放根治性膀胱切除术（ORC）/盆腔淋巴结清扫术与机器人辅助腹腔镜根治性膀胱切除术（RARC）/盆腔淋巴结清扫术的围手术期并发症。两组均行开放尿流改道术。术后 90 天，分别在 62% 的 RARC 和 66% 的 ORC 患者中观察到 2～5 级并发症（$p=0.7$）。与 ORC 组相比，RARC 组的平均失血量较低（$p=0.027$），但手术时间明显更长（$p<0.001$）。两组的手术切缘阳性率和淋巴结清扫数量相似。两组的 3 个月和 6 个月生活质量（QOL）结果也相似。

从肿瘤学结局的角度来看上述研究，RARC 和 ORC 的 5 年生存率相似。在术后 1 年、3

年和 5 年时,RARC 和 ORC 的无病生存率(DFS)分别为 79％vs. 96％,67％vs. 76％,53％vs. 74％;癌症特异性生存率(CSS)分别为 88％vs. 94％,68％vs. 83％,66％vs. 80％;总生存率(OS)分别为 82％vs. 90％,61％vs. 80％,39％vs. 66％。

对肌层浸润性膀胱癌实施淋巴结清扫术是有必要的,但是淋巴结清扫的范围还不清楚。目前专家共识认为,淋巴结清扫范围不应因为机器人或者腹腔镜操作而妥协。最合理的淋巴结清扫范围应根据膀胱癌的分子特征和肿瘤特性决定。

由于骨盆狭窄和重要血管损伤风险高,机器人辅助腹腔镜盆腔淋巴结清扫术仍然具有较大挑战性。熟悉盆腔解剖结构的外科医生可以缩短学习曲线。总之,在进行机器人根治性膀胱切除术之前,外科医生需要接受长期的机器人手术培训。

参 考 文 献

[1]　STEIN J P,LIESKOVSKY G,COTE R,et al. Radical cystectomy in the treatment of invasive bladder cancer:long-term results in 1,054 patients[J]. J Clin Oncol,2001,19 (3):666-675.

[2]　DHAR N B,KLEIN E A,REUTHER A M,et al. Outcome after radical cystectomy with limited or extended pelvic lymph node dissection[J]. J Urol,2008,179(3):873-878.

[3]　KARL A,CARROLL P R,GSCHWEND J E,et al. The impact of lymphadenectomy and lymph node metastasis on the outcomes of radical cystectomy for bladder cancer [J]. Eur Urol,2009,55(4):826-835.

[4]　ROTH B,WISSMEYER M P,ZEHNDER P,et al. A new multimodality technique accurately maps the primary lymphatic landing sites of the bladder[J]. Eur Urol, 2010,57(2):205-211.

[5]　DESAI M M,BERGER A K,BRANDINA R R,et al. Robotic and laparoscopic high extended pelvic lymph node dissection during radical cystectomy:technique and outcomes[J]. Eur Urol,2012,61(2):350-355.

[6]　CHADE D C,LAUDONE V P,BOCHNER B H,et al. Oncological outcomes after radical cystectomy for bladder cancer:open versus minimally invasive approaches[J]. J Urol,2010,183(3):862-869.

[7]　HUANG J,LIN T X,LIU H,et al. Laparoscopic radical cystectomy with orthotopic ileal neobladder for bladder cancer:oncologic results of 171 cases with a median 3-year follow-up[J]. Eur Urol,2010,58(3):442-449.

[8]　DAVIS J W,GASTON K,ANDERSON R,et al. Robot assisted extended pelvic lymphadenectomy at radical cystectomy:lymph node yield compared with second look open dissection[J]. J Urol,2011,185(1):79-84.

[9]　TARIN T V,POWER N E,EHDAIE B,et al. Lymph node-positive bladder cancer treated with radical cystectomy and lymphadenectomy:effect of the level of node positivity[J]. Eur Urol,2012,61(5):1025-1230.

[10]　DORIN R P,DANESHMAND S,EISENBERG M S,et al. Lymph node dissection technique is more important than lymph node count in identifying nodal metastases in radical cystectomy patients:a comparative mapping study[J]. Eur Urol,2011,60

(5):946-952.

[11] BOCHNER B H，DALBAGNI G，SJOBERG D D，et al. Comparing open radical cystectomy and robot-assisted laparoscopic radical cystectomy：a randomized clinical trial[J]. Eur Urol，2015，67(6):1042-1050.

第二节　机器人腹膜后淋巴结清扫术

一、概况

腹膜后淋巴结清扫术（RPLND）对非精原细胞瘤（NSGCT）的治疗至关重要。Rukstalis 等于 1992 年首次报道了腹腔镜腹膜后淋巴结清扫术（LRPLND），而全球首例机器人辅助腹腔镜腹膜后淋巴结清扫术（RALRPLND）于 2006 年由 Davol 等报道，他们对 1 例患有混合性生殖细胞肿瘤的 18 岁男性患者实施了 RALRPLND 并初步论证了 RALRPLND 的可行性、安全性和准确性。在之后的多年，RALRPLND 开展例数较少，并无其他临床研究及报道。直到 2011 年，Williams 等报道了 RALRPLND：3 例患者均为 I 期 NSGCT 患者，平均年龄 31 岁，术中保留交感神经，术中出血量 150～200 mL，手术时间 150～240 min，3 例均无并发症发生。

之后，针对 RALRPLND 的研究逐渐聚焦于手术方式的优化上。De Cobelli 等对 RALRPLND 中患者体位、套管位置、术野暴露等进行了优化，发现改良后的 RALRPLND 术野暴露更佳、机械臂碰撞更少、对肠道影响更小。

迄今为止，针对 RALRPLND 的临床试验都是小样本量的研究，受试者不到 20 人，这意味着 RALRPLND 仍处于早期探索阶段。因此，仍需进行更大样本量的研究来进一步探讨和证实 RALRPLND 相较于传统手术方式的优势。

二、适应证和禁忌证

(一)适应证

（1）I 期 NSGCT：RALRPLND 或 LRPLND 是睾丸切除术后 I 期 NSGCT 的辅助治疗手段，为临床分期提供了依据。

（2）IIa～IIb 期 NSGCT，最大淋巴结直径小于 5 cm。

(二)禁忌证

（1）IIc 期和III期 NSGCT。

（2）血清肿瘤标志物[如人绒毛膜促性腺激素（HCG）、甲胎蛋白（AFP）、乳酸脱氢酶（LDH）、胎盘碱性磷酸酶（PLAP）等]持续升高。

（3）无法耐受手术。

（4）有腹腔镜手术的禁忌证，如腹腔感染引起腹腔粘连或既往有腹部手术史等。

三、术前准备

术前常规进行临床分期与评估，行腹部 CT、胸部 X 线、胸部 CT、骨扫描、肝功能及血清肿瘤标志物检查等。其他术前准备包括术前禁食、肠道准备和预防性使用抗生素。术前插入鼻胃管。

四、体位和麻醉

气管插管全身麻醉后,将患者以 60°侧卧位固定。

五、机器人定泊和套管定位

采用开放式 Hasson 技术建立人工气腹,脐上 2 指置入 12 mm 套管作为镜头孔。建立气腹,保持气腹压力为 15 mmHg。30°向上置入镜头,剑突与脐中点外侧 2 cm 处置入 1 号机械臂 8 mm 套管,脐与耻骨联合中点外侧 2 cm 处置入 2 号机械臂 8 mm 套管,髂前上棘内侧置入 3 号机械臂 8 mm 套管。第一个 12 mm 辅助孔套管置于脐下,第二个 12 mm 辅助孔套管沿着中线插入 2 号和 3 号机械臂套管连线的中点处。

六、手术步骤

1. 左侧腹膜后淋巴结清扫术

(1)暴露腹膜后间隙:松解粘连,沿 Toldt 线自脾结肠和肾结肠交界处的脾曲至髂血管水平剪开腹膜反折(图 3-2-1),使结肠游离并向中线翻折,可于 Gerota 筋膜前方暴露胰尾(图 3-2-2)。切开 Gerota 筋膜,钝性加锐性分离,暴露肾上腺、肾脏及肾周脂肪(图 3-2-3)。

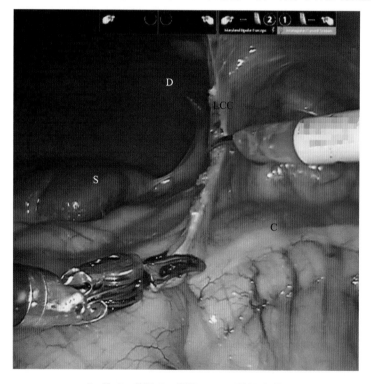

S—脾;C—结肠;D—膈肌;LCC—膈结肠韧带

图 3-2-1 沿 Toldt 线自脾结肠和肾结肠交界处的脾曲剪开腹膜反折

(2)游离生殖静脉:自生殖静脉汇入左肾静脉处向下游离生殖静脉并离断(图 3-2-4),将 1 号机械臂和 3 号机械臂互换,使用 1 号机械臂拉起生殖静脉,使用 2 号机械臂和 3 号机械臂将生殖静脉及周围淋巴、脂肪组织向远心端游离至腹股沟管内环口处,分离所游离的生殖静脉及周围淋巴、脂肪组织(图 3-2-5),放入标本袋。

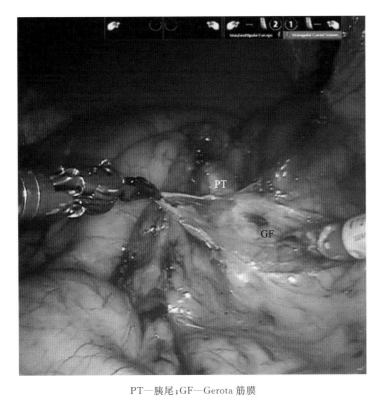

PT—胰尾；GF—Gerota 筋膜

图 3-2-2 于 Gerota 筋膜前方暴露胰尾

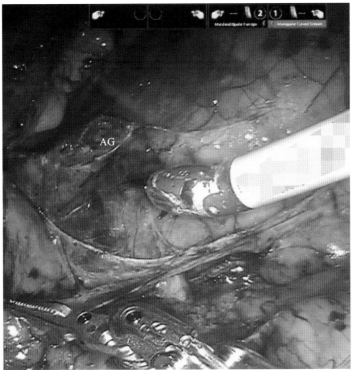

AG—肾上腺

图 3-2-3 解剖并暴露肾上腺

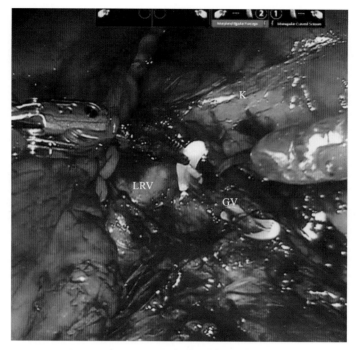

K—肾脏；GV—生殖静脉；LRV—左肾静脉

图 3-2-4　夹闭并离断生殖静脉

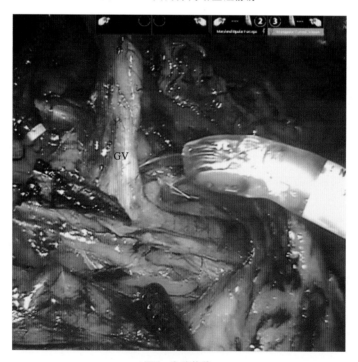

GV—生殖静脉

图 3-2-5　分离所游离的生殖静脉及周围淋巴、脂肪组织

（3）左输尿管/腹主动脉间淋巴结清扫：剪开腹主动脉周围筋膜（图 3-2-6），自肾门处游离左肾动、静脉及输尿管（图 3-2-7），并暴露腹主动脉。使用 3 号机械臂挑起输尿管，游离输尿管及腹主动脉间淋巴组织（图 3-2-8），上至左肾静脉（图 3-2-9），下至肠系膜下动脉及髂血管分叉

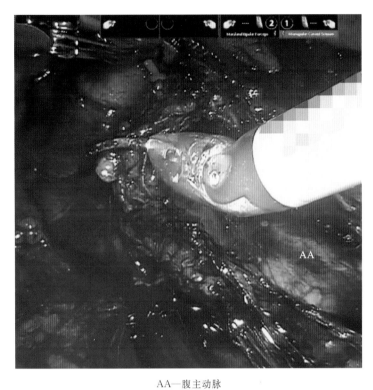

AA—腹主动脉

图 3-2-6　剪开腹主动脉周围筋膜

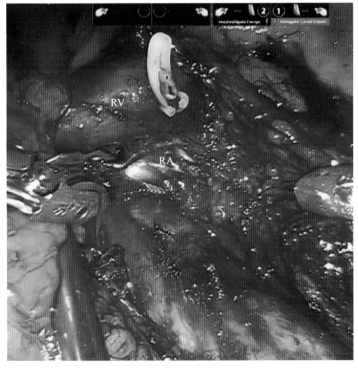

RV—肾静脉；RA—肾动脉

图 3-2-7　游离左肾动、静脉

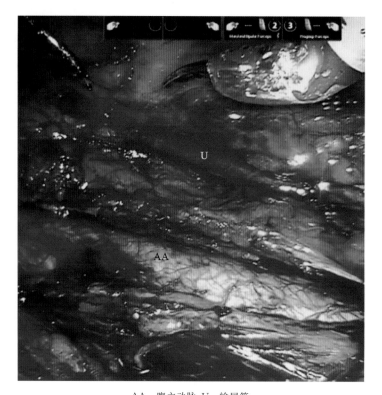

AA—腹主动脉；U—输尿管

图 3-2-8   游离输尿管及腹主动脉间淋巴组织

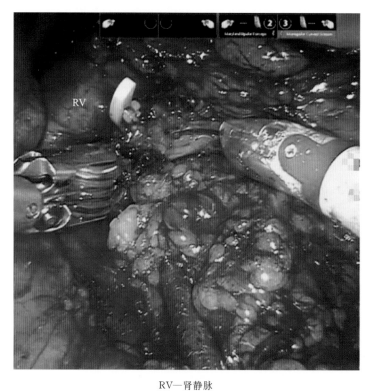

RV—肾静脉

图 3-2-9   左肾静脉为淋巴结清扫上界标志

处(图 3-2-10、图 3-2-11),对侧边界至下腔静脉缘,同侧边界至左输尿管。自左肾静脉至髂血管分叉处切除左输尿管及腹主动脉间的淋巴结,游离并切除左髂动脉旁淋巴结(图 3-2-12)。

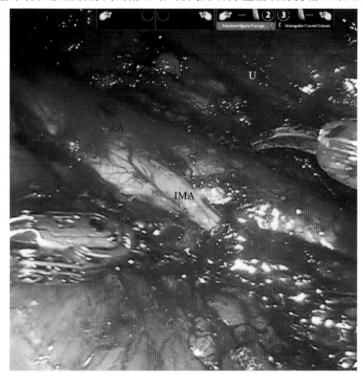

AA—腹主动脉;U—输尿管;IMA—肠系膜下动脉

图 3-2-10　肠系膜下动脉为淋巴结清扫下界标志

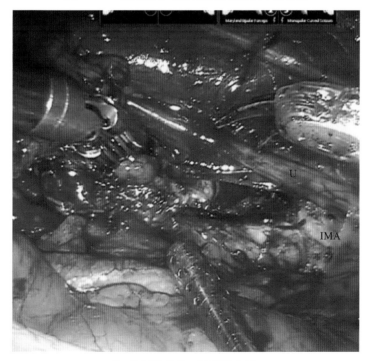

U—输尿管;IMA—肠系膜下动脉

图 3-2-11　输尿管跨越左髂血管处为淋巴结清扫下界标志

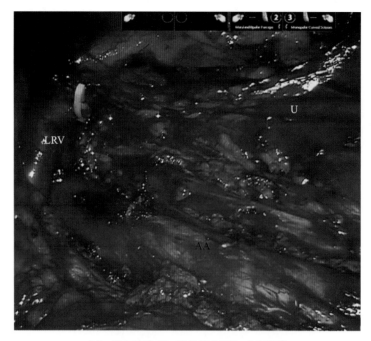

AA—腹主动脉；U—输尿管；LRV—左肾静脉

图 3-2-12　左输尿管与腹主动脉间淋巴结清扫完成

（4）腹主动脉/下腔静脉间淋巴结清扫：自左肾静脉汇入处切开下腔静脉旁筋膜并游离下腔静脉（图 3-2-13），需推开肠系膜上动脉以获得更佳视野。自左肾静脉至肠系膜下动脉之间充分游离下腔静脉，并于此区域内进行淋巴结清扫（图 3-2-14）。在此过程中可离断腰静脉，但需注意保留腰动脉（图 3-2-15），以及交感神经链（图 3-2-16）。完成腹主动脉/下腔静脉间淋巴结清扫。左侧腹膜后淋巴结清扫完成（图 3-2-17），并将标本置入标本袋。

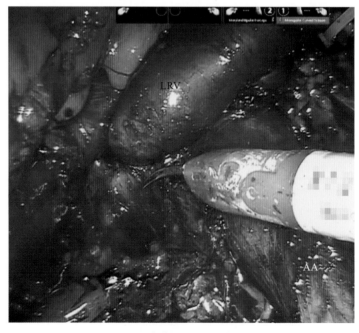

LRV—左肾静脉；AA—腹主动脉

图 3-2-13　自左肾静脉汇入处游离下腔静脉

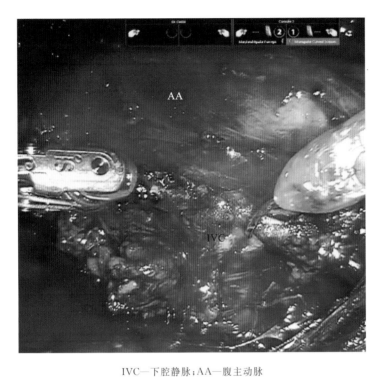

IVC—下腔静脉；AA—腹主动脉

图 3-2-14 自左肾静脉至肠系膜下动脉之间充分游离
下腔静脉，并于此区域内进行淋巴结清扫

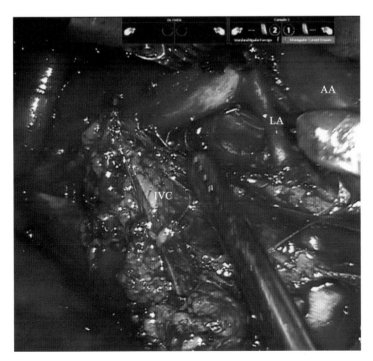

LA—腰动脉；IVC—下腔静脉；AA—腹主动脉

图 3-2-15 保留腰动脉

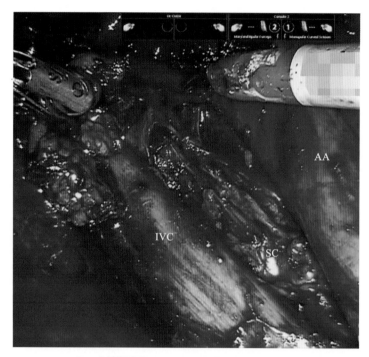

SC—交感神经链；IVC—下腔静脉；AA—腹主动脉

图 3-2-16　暴露和保留交感神经链

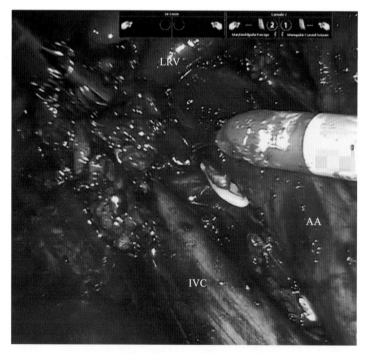

LRV—左肾静脉；IVC—下腔静脉；AA—腹主动脉

图 3-2-17　左侧腹膜后淋巴结清扫完成

（5）留置腹膜后引流管并关腹。

2. 右侧腹膜后淋巴结清扫术

（1）游离生殖静脉：于髂外动脉处切开腹膜反折并暴露生殖静脉（图 3-2-18），游离生殖静脉至腹股沟管内环口处(图 3-2-19)。将生殖静脉连同周围淋巴、脂肪组织一并游离(图 3-2-20)。

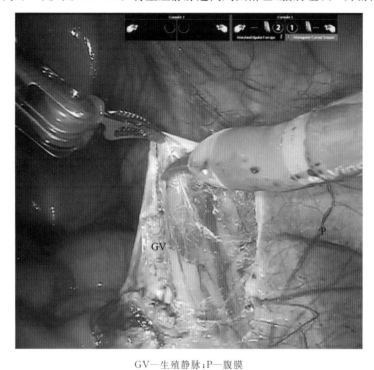

GV—生殖静脉;P—腹膜

图 3-2-18 切开腹膜反折并暴露生殖静脉

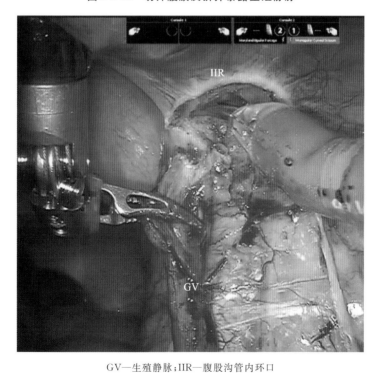

GV—生殖静脉;IIR—腹股沟管内环口

图 3-2-19 游离生殖静脉至腹股沟管内环口处

(2)将 1 号机械臂和 3 号机械臂互换。

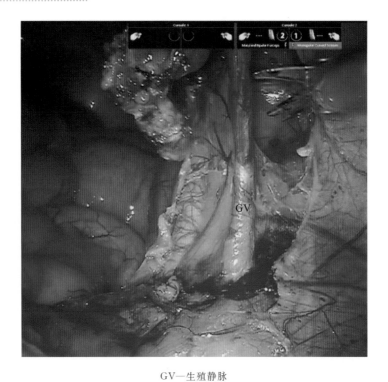

GV—生殖静脉

图 3-2-20　游离生殖静脉及周围淋巴、脂肪组织

（3）暴露腹膜后间隙：于结肠肝曲处分离肝结肠韧带（图 3-2-21）。使用持针器上翻肝脏（图 3-2-22）。沿 Toldt 线向盆腔切开腹膜反折（图 3-2-23），并与之前的切口汇合。将升结肠和十二指肠向中线翻折以显露下腔静脉（图 3-2-24）。

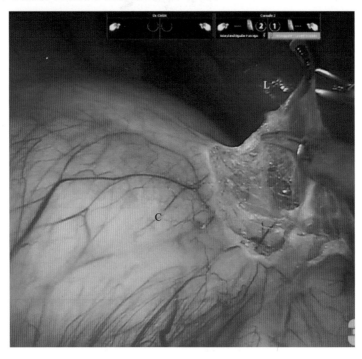

C—结肠；L—肝脏

图 3-2-21　分离肝结肠韧带

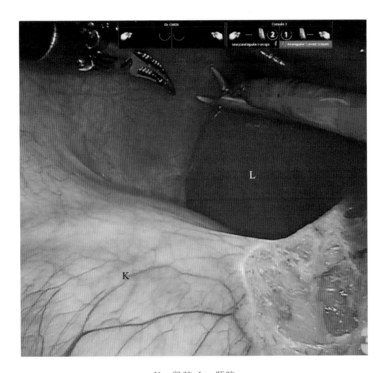

K—肾脏；L—肝脏

图 3-2-22　上翻肝脏

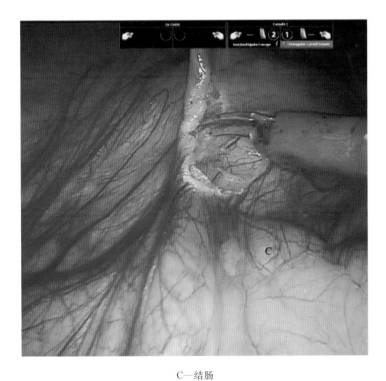

C—结肠

图 3-2-23　沿 Toldt 线切开腹膜反折

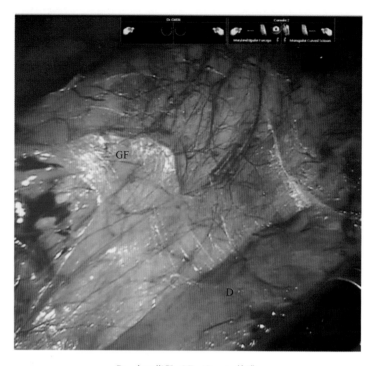

D—十二指肠；GF—Gerota 筋膜

图 3-2-24　将十二指肠向中线翻折

（4）进一步解剖生殖静脉：将生殖静脉拉向前方，游离生殖静脉至汇入下腔静脉处。于下腔静脉汇入处夹闭并离断生殖静脉（图 3-2-25）。生殖静脉区域淋巴结清扫完成（图 3-2-26）。

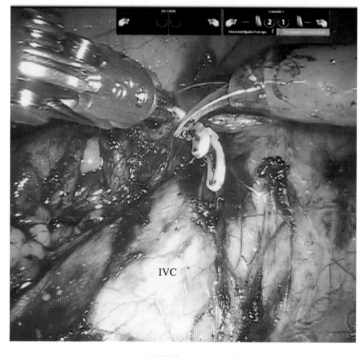

IVC—下腔静脉；GV—生殖静脉

图 3-2-25　于下腔静脉汇入处夹闭并离断生殖静脉

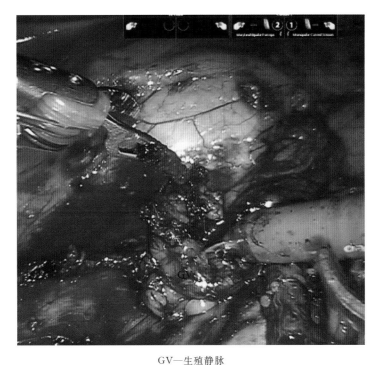

GV—生殖静脉

图 3-2-26 生殖静脉区域淋巴结清扫完成

（5）右输尿管/下腔静脉间的淋巴结清扫：切开并分离下腔静脉周围筋膜（图 3-2-27），自右肾静脉至右髂总血管游离输尿管及下腔静脉间淋巴组织，下腔静脉需游离至其内侧缘（图 3-2-28）。淋巴结清扫的下界为右髂总血管（图 3-2-29），右界为右输尿管。用 3 号机械臂拉起右输尿管，清扫淋巴结至右侧肾蒂（图 3-2-30）。右输尿管/下腔静脉间的淋巴结清扫完成（图 3-2-31）。

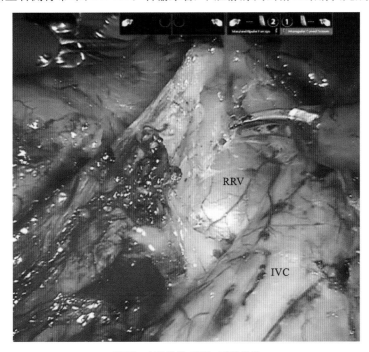

RRV—右肾静脉；IVC—下腔静脉

图 3-2-27 分离下腔静脉周围筋膜至右肾静脉汇入处

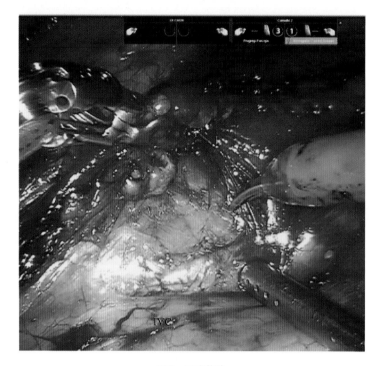

IVC—下腔静脉

图 3-2-28　游离下腔静脉至其内侧缘

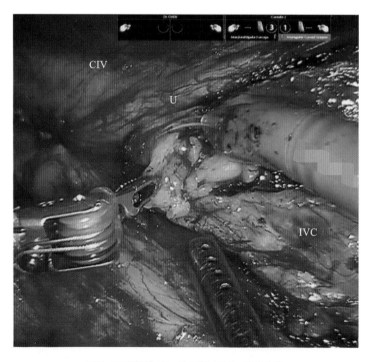

IVC—下腔静脉；U—输尿管；CIV—髂总血管

图 3-2-29　右髂总血管作为淋巴结清扫的下界

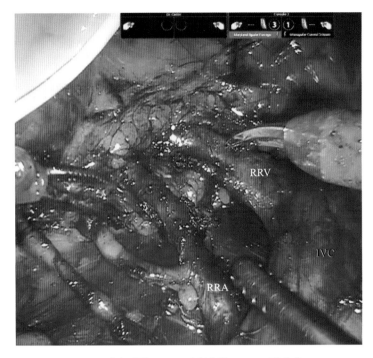

RRA—右肾动脉；RRV—右肾静脉；IVC—下腔静脉

图 3-2-30　清扫右侧肾蒂淋巴结

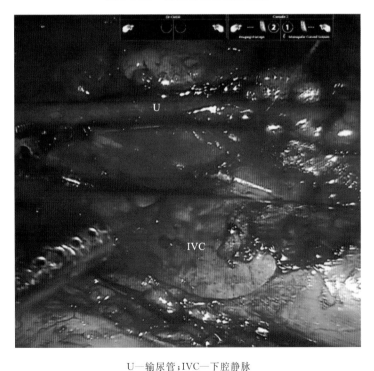

U—输尿管；IVC—下腔静脉

图 3-2-31　右输尿管/下腔静脉间的淋巴结清扫完成

　　（6）腔静脉/腹主动脉间淋巴结清扫：淋巴结清扫始于左肾静脉汇入处，于右肾静脉下方切开腔静脉周围筋膜（图 3-2-32）。解剖下腔静脉后壁。可结扎并离断腰静脉。于腰大肌及下腔静脉后壁间清扫淋巴结。于左肾静脉至肠系膜下动脉之间切开腹主动脉周围筋膜，以肠系膜下动脉作为淋巴结清扫的下界（图 3-2-33），以腹主动脉外侧缘作为侧方边界（图 3-2-34）。术中需注意保留腰动脉。腔静脉/腹主动脉间淋巴结清扫完成（图 3-2-35）。右侧腹膜后淋巴结清扫完成。

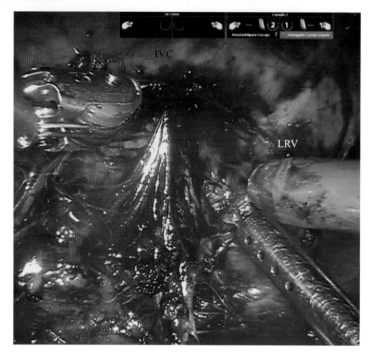

LRV—左肾静脉；IVC—下腔静脉

图 3-2-32　切开腔静脉周围筋膜

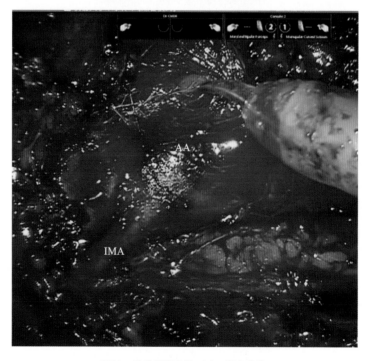

IMA—肠系膜下动脉；AA—腹主动脉

图 3-2-33　肠系膜下动脉作为淋巴结清扫的下界

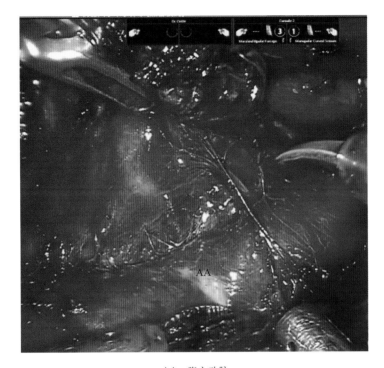

AA—腹主动脉

图 3-2-34 腹主动脉外侧缘作为侧方边界

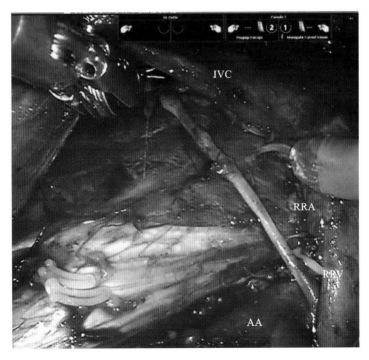

AA—腹主动脉；IVC—下腔静脉；RRA—右肾动脉；RRV—右肾静脉

图 3-2-35 腔静脉/腹主动脉间淋巴结清扫完成

（7）留置腹膜后引流管并关腹。

七、术后处理

术后常规使用抗生素 3～5 天。术后第 3 天拔除导尿管。观察引流管引流量及引流液性状，术后引流量少于每天 20 mL 时拔除引流管。

八、并发症及其防治

1. 血管损伤　腰静脉、肾蒂及腹部血管损伤较常见。对于少量出血，可利用双极电凝或止血材料进行止血。对于大血管损伤（如腔静脉损伤），建议进行连续缝合止血。

2. 逆行射精　该并发症可以通过术中仔细解剖和完全保留交感神经链来避免。

3. 淋巴漏　淋巴漏是淋巴结清扫的较常见并发症，可通过术前低脂饮食及术中充分结扎淋巴管来进行预防。

九、技术现状及展望

1. RALRPLND 技术所面临的挑战　在腹膜后及盆腔这样相对狭窄的空间进行手术，机器人手术系统与腹腔镜及开放手术相比具有巨大的优势。虽然是破坏性手术，但RALRPLND 具有更高的稳定性和精确性，尤其是当手术涉及大血管及肠管时。

RALRPLND 于 2006 年由 Davol 等首次报道。在过去 10 年，RALRPLND 较其他机器人手术例数明显更少，这说明 RALRPLND 仍未普及。

2. 腰交感神经链保留的预后　由于有放大的三维立体视野，RALRPLND 相较于LRPLND 对于交感神经链的保留具有明显的优势。Cheney 等发现，接受 RALRPLND 的患者中 91% 保留了顺行射精功能。Williams 等报道的 3 例患者也均保留了顺行射精功能。Kenney 等开展的一项荟萃分析研究结果显示，RALRPLND 有利于保留顺行射精功能。随着 RALRPLND 经验的积累，神经保留的临床优势将逐渐凸显。

3. RALRPLND 和 LRPLND 的临床预后　小样本量临床研究提示，相较于 LRPLND，RALRPLND 的严重并发症发生率明显降低。

Harris 等对比了 16 例 RALRPLND 和 21 例 LRPLND（NSGCT Ⅰ期，且由同一术者完成），结果显示，RALRPLND 在手术时间、术中失血量和住院时间方面均显示出边际效益，然而，这一结果并未转化为患者的最终获益。

Kunit 等发现，在接受化疗后的复杂 NSGCT 患者中，RALRPLND 相较于 LRPLND 并无明显差异。对于此类患者，首选方案仍然是开放手术。

时至今日，仍然无足够证据证明 RALRPLND 和 LRPLND 在围手术期和肿瘤学结局方面具有明显优势。仍需要大样本量、长期随访的临床研究来确定 RALRPLND 和 LRPLND这两种术式的临床和肿瘤学预后。

参 考 文 献

[1]　RUKSTALIS D B, CHODAK G W. Laparoscopic retroperitoneal lymph node dissection in a patient with stage 1 testicular carcinoma[J]. J Urol,1992,148(6):1907-1910.

[2]　DAVOL P, SUMFEST J, RUKSTALIS D. Robotic-assisted laparoscopic retroperitoneal lymph node dissection[J]. Urology,2006,67(1):199.

［3］ WILLIAMS S B，LAU C S，JOSEPHSON D Y. Initial series of robot-assisted laparoscopic retroperitoneal lymph node dissection for clinical stage Ⅰ nonseminomatous germ cell testicular cancer［J］. Eur Urol，2011，60（6）：1299-1302.

［4］ DE COBELLI O，BRESCIA A，MAZZOLENI F，et al. A novel"intuitive"surgical technique for right robot-assisted retroperitoneal lymph node dissection for stage Ⅰ testicular NSGCT［J］. World J Urol，2013，29（3）：435-439.

［5］ MIR M C，AUTORINO R，SAMARASEKERA D，et al. Robot-assisted laparoscopic retroperitoneal lymph node dissection for left clinical stage Ⅰ non-seminomatous germ cell testicular cancer：focus on port placement and surgical technique［J］. Int J Urol，2014，21（2）：212-214.

［6］ ABDUL-MUHSIN H M，L'ESPERANCE J O，FISCHER K，et al. Robot-assisted retroperitoneal lymph node dissection in testicular cancer［J］. J Surg Oncol，2015，112（7）：736-740.

［7］ CHENEY S M，ANDREWS P E，LEIBOVICH B C，et al. Robot-assisted retroperitoneal lymph node dissection：technique and initial case series of 18 patients［J］. BJU Int，2015，115（1）：114-120.

［8］ KENNEY P A，TUERK I A. Complications of laparoscopic retroperitoneal lymph node dissection in testicular cancer［J］. World J Urol，2008，26（6）：561-569.

［9］ HARRIS K T，GORIN M A，BALL M W，et al. A comparative analysis of robotic vs laparoscopic retroperitoneal lymph node dissection for testicular cancer［J］. BJU Int，2015，116（6）：920-923.

［10］ KUNIT T，JANETSCHEK G. Laparoscopic and robotic postchemotherapy retroperitoneal lymph node dissection［J］. Curr Opin Urol，2014，24（2）：162-167.

第三节　机器人肾移植术

一、概况

与血液透析相比，肾移植术使得终末期肾病（ESRD）患者具有更高的生存率和更佳的生活质量，被认为是治疗终末期肾病的首选治疗方法。开放肾移植术切口长、创伤大，微创手术无疑可以降低包括切口延迟愈合及切口感染在内的切口并发症发生率，缩小手术瘢痕。然而，由于腔内血管重建技术以及腔内脏器低温技术等技术瓶颈的存在，腹腔镜手术始终无法在肾移植领域广泛开展。

随着达芬奇机器人手术系统的发展，腹腔镜手术的学习曲线在机器人辅助下大大缩短。2002年，Hoznek等首次将机器人手术系统应用于肾移植术，但当时仅在机器人辅助下进行血管吻合。Giulianotti等在2010年报道了全球首例完全机器人肾移植术，此后机器人肾移植术的报道逐渐增多。2014年，Menon等报道了局部低温保护下的机器人肾移植术，并开展了一系列临床研究，以优化手术步骤。此后，世界各地越来越多的临床中心开始应用机器人肾移植术并取得了令人满意的结果。笔者所在单位从2018年开始率先在国内开展机器人肾移植术。本节主要对该术式的相关内容进行介绍。

二、适应证和禁忌证

(一)适应证

和开放肾移植术一样,原则上任何慢性肾病引起的不可逆的肾衰竭(即终末期肾病)均是机器人肾移植术的适应证。

(二)禁忌证

机器人肾移植术的禁忌证如下:精神障碍患者,转移性恶性肿瘤患者,有腹部手术史、怀疑有严重腹腔粘连者,严重的髂动脉硬化性疾病患者,免疫功能紊乱患者,多器官联合移植患者等。

三、术前准备

(一)受者的术前准备

机器人肾移植术受者的术前准备主要是改善氮质血症,纠正水、电解质及酸碱失衡,控制和治疗各系统并发症,改善全身情况,从而使机体内环境保持稳定,机体能够耐受移植术,减少术后并发症的发生,在保持良好肾功能的前提下顺利度过围手术期。另外受者需在术前行 CT 和多普勒超声检查,以了解髂血管的状况。

(二)供肾的术前准备

确认供者、受者的 ABO 血型相符后,完成组织相容性抗原分型和交叉配型。机器人肾移植术多选择活体供肾,通常采用后腹腔镜活体供肾切取术取得供肾。肾脏离体后,迅速经肾动脉灌注 4 ℃高渗枸橼酸嘌呤溶液至肾静脉流出清亮灌注液。修整肾脏后,在肾脏表面放置冰屑,然后用塑料袋包裹,肾门处开孔以利于肾动、静脉显露缝合(图 3-3-1)。若选择尸体供肾,肾脏离体后的处理同活体供肾。

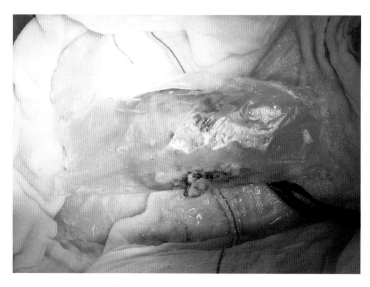

图 3-3-1　在肾脏表面放置冰屑,再用塑料袋包裹好肾脏

四、体位和麻醉

机器人肾移植术的患者体位同机器人前列腺根治性切除术,取 35°～45°的头低足高位。

采用气管插管，全身复合麻醉。

五、机器人定泊和套管定位

做 5～6 cm 绕脐腹正中切口，放置单孔平台后封闭切口，建立气腹。在单孔平台近脐位置放置 12 mm 套管作为镜头孔，在脐右侧约 8 cm 处放置 8 mm 套管作为 1 号机械臂孔，在脐左侧约 8 cm 和 16 cm 处分别放置 8 mm 套管作为 2、3 号机械臂孔，在 1 号机械臂孔右侧约 8 cm 处放置 12 mm 套管作为辅助孔（图 3-3-2）。对接机械臂与相应套管。

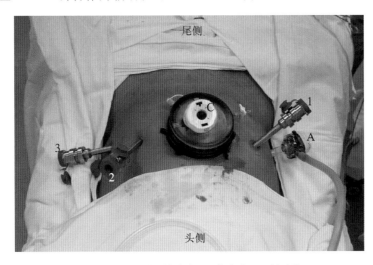

1、2、3—1、2、3 号机械臂孔；C—镜头孔；A—辅助孔

图 3-3-2　体位及套管位置

六、手术过程

1. 打开 Retzius 间隙（图 3-3-3），充分游离右髂外动、静脉（图 3-3-4） 高位横行切开脐正中韧带处的腹膜，沿腹壁和腹膜之间的白色疏松组织进入耻骨后间隙（Retzius 间隙），使膀胱下垂并游离膀胱前壁。切开右髂外血管的腹膜，充分游离右髂外动、静脉使其骨骼化。

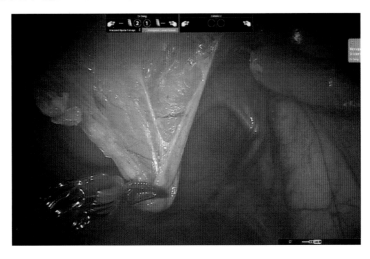

图 3-3-3　打开 Retzius 间隙

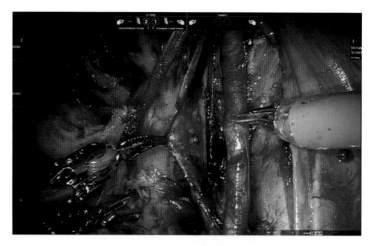

图 3-3-4　充分游离右髂外动、静脉

2. 将移植肾脏置入腹腔　撤去机器人镜头及单孔平台,经脐正中切口置入塑料袋包裹的移植肾脏,之后再次放置单孔平台,建立气腹后对接机器人镜头和套管。使移植肾脏下极朝下,肾门正对右髂外动、静脉,用 3 号机械臂抓钳托住自体肾脏使其不下坠(图 3-3-5)。

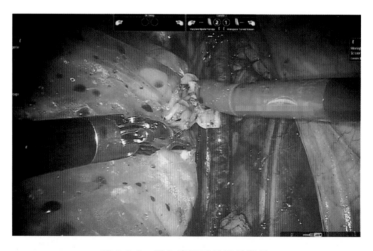

图 3-3-5　置入腹腔后的移植肾脏

3. 肾静脉与髂外静脉吻合　用 2 个血管夹自远心端向近心端依次阻断髂外静脉,用冷刀纵行切开髂外静脉,之后用 Gore-Tex CV-6 缝合线行肾静脉与髂外静脉的端侧吻合(图3-3-6),吻合完成前用肝素生理盐水冲洗管腔;吻合完毕用血管夹阻断肾静脉并移开髂外静脉上的 2 个血管夹,确保吻合口无渗血。

4. 肾动脉与髂外动脉吻合　用 2 个血管夹自近心端向远心端依次阻断髂外动脉,同法对移植肾脏肾动脉与髂外动脉行端侧吻合(图 3-3-7),吻合完毕用血管夹阻断肾动脉并移开髂外动脉上的 2 个血管夹,确保吻合口无渗血。

5. 恢复移植肾脏血供　依次移开肾静脉和肾动脉的血管夹,剪开包裹在肾脏表面的塑料袋,观察肾脏的颜色、血运、创面是否渗血以及尿液形成情况(图 3-3-8)。

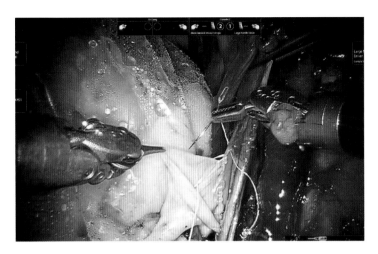

图 3-3-6　肾静脉与髂外静脉端侧吻合

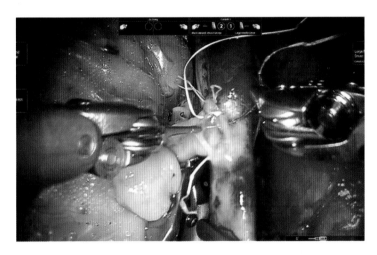

图 3-3-7　肾动脉与髂外动脉端侧吻合

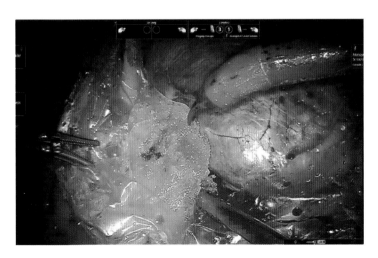

图 3-3-8　肾脏再灌注后血运良好

6. 输尿管膀胱再植　采用膀胱外黏膜下隧道法行输尿管膀胱吻合(图 3-3-9),吻合完成前自辅助孔置入 6F 双 J 管,双 J 管进入输尿管和膀胱,吻合完毕缝合切开的膀胱肌层并将末端输尿管埋藏于切口之内。

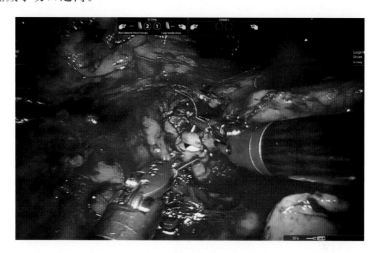

图 3-3-9　输尿管膀胱吻合

7. 移植肾脏腹膜外化　若自体肾血管保留长度够长,可将血管吻合完成后的肾脏翻转至右侧髂窝后行输尿管膀胱再植,最后将切开的腹膜缝合起来使移植肾脏腹膜外化(图 3-3-10)。

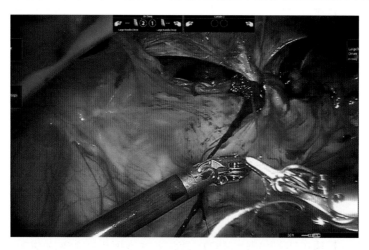

图 3-3-10　移植肾脏腹膜外化

七、术后处理

为所有患者提供标准的术后护理,包括用药(抗生素)、营养支持、疼痛控制和早期活动护理。免疫抑制诱导治疗方案采用巴利昔单抗及甲泼尼龙诱导治疗:巴利昔单抗剂量为20 mg,术前及术后第 4 天给药;甲泼尼龙术中剂量为 1 g,术后连续 3 天给药,剂量为500 mg。术后采用他克莫司、吗替麦考酚酯及泼尼松三联免疫抑制维持治疗方案:他克莫司剂量为每次 4 mg,每天 2 次,术后第 1 天开始口服,并根据血药浓度调整用量;吗替麦考酚酯剂量为每次 750 mg,每天 2 次,术后第 1 天开始口服;泼尼松剂量为每天 35 mg,术后第 4 天开始口服。术后即刻和术后第 1 天用彩色多普勒超声检查移植肾脏的灌注情况。术后第 30

天在膀胱镜下取出双 J 管。

八、并发症及其防治

1. 血管吻合口出血　选择合适的缝合线(Gore-Tex CV-6)以及提高腹腔镜下吻合技术水平可最大限度减少吻合口出血。当解除髂血管阻断后出现吻合口出血时可第一时间在腔内机器人辅助下行吻合口的修补，必要时再次阻断髂血管，重新进行血管吻合，若腔内无法完成可转开放手术。

2. 移植肾脏血栓形成　主要的预防措施：在动脉或静脉吻合完成前，一定要用肝素溶液对管腔进行冲洗。若早期发现血栓形成，可尽快切开取栓或进行药物溶栓。若发现较晚，肾脏已广泛坏死，则需切除移植肾脏。

3. 淋巴漏或淋巴囊肿　分离髂血管时对淋巴管进行结扎或利用双极电凝凝闭可大大降低淋巴漏发生的概率。另外，机器人肾移植术较开放肾移植术的淋巴囊肿发生率更低，主要是因为机器人肾移植术通常采用经腹腔途径，即使移植肾脏腹膜外化后也有孔隙与腹腔相通，因此漏出的淋巴液可经腹腔吸收。对于移植肾脏周围已经形成的较大的淋巴囊肿，可行囊肿穿刺或切开引流。

4. 肠梗阻　冰屑融化后的冰水混合物流到肠道表面造成肠道低温，可引起麻痹性肠梗阻。利用塑料袋包裹移植肾脏，可有效避免冰屑融化后的大量冰水流至周围肠道，同时当冰水混合物自塑料袋流出后，需由助手用吸引器尽快将冰水混合物吸走。若患者出现肠梗阻，需延迟进食时间并行胃肠减压。

九、技术现状及展望

机器人肾移植术相较于开放肾移植术的优势是明显的：手术切口小，切口部位并发症发生风险低，术后疼痛轻、恢复快，同时可以降低肥胖患者的手术难度及风险。在减少患者创伤的同时，机器人肾移植术后患者的肾功能情况也是令人满意的。Breda 等报道，欧洲多中心对 120 例患者行机器人肾移植术，术后 1 个月患者的平均血肌酐水平为 130 $\mu mol/L$；Menon 等进行的对机器人肾移植术的研究表明，术后 6 个月，25 例患者的平均血肌酐水平为 1.1 mg/dL(97.2 $\mu mol/L$)。而笔者所在单位的机器人肾移植术后患者的肾功能情况与既往发表的文献结果相当甚至更好。在并发症方面，机器人肾移植术的并发症发生率与开放肾移植术相当，但伤口感染和淋巴囊肿发生率更低。

由于机器人肾移植术的再温时间相对较长，维持移植肾脏低温是保护肾功能的关键因素。Menon 等采用的方法是将移植肾脏包裹在充满冰屑的纱布中，同时在血管吻合的过程中不断向纱布周围添加冰屑。笔者所在单位改进了这项技术，选择了密封性更好的塑料袋来包裹移植肾脏，并用冰屑填充。首先，塑料袋的隔离作用可以减少肾脏与环境之间的热交换；其次，即使冰屑部分融化，也会形成冰水混合物继续包围肾脏而不扩散到腹腔，这不仅能使肾脏保持恒定低温，还能在很大程度上预防麻痹性肠梗阻的发生。

机器人肾移植术多经腹腔操作，但将移植肾脏置入腹腔有术后扭转风险，而且不便于术后经皮肾穿刺。移植肾脏腹膜外化可弥补这些缺陷，现多采用盲肠旁腹膜切口将移植肾脏腹膜外化。也有中心报道了完全经腹膜后途径的机器人肾移植术，但这种途径的操作空间狭小，目前仍在探索中。随着达芬奇单通道内镜手术系统(SP 手术系统)的应用，机器人单孔肾移植术开始被报道，这也是未来机器人肾移植术探索的方向。

　　总体而言,对于具备开放肾移植术和大量机器人手术经验的团队来说,机器人肾移植术是一种安全、可行的手术方法,这也意味着肾移植步入了微创时代。

参 考 文 献

［1］　COLLINS A J,FOLEY R N,GILBERTSON D T,et al. United States Renal Data System public health surveillance of chronic kidney disease and end-stage renal disease［J］. Kidney Int Suppl(2011),2015,5(1):2-7.

［2］　HERRELL S D,SMITH J A J R. Laparoscopic and robotic radical prostatectomy: what are the real advantages? ［J］. BJU Int,2005,95(1):3-4.

［3］　TERRITO A,MOTTRIE A,ABAZA R,et al. Robotic kidney transplantation:current status and future perspectives［J］. Minerva Urol Nefrol,2017,69(1):5-13.

［4］　HOZNEK A,ZAKI S K,SAMADI D B,et al. Robotic assisted kidney transplantation:an initial experience［J］. J Urol,2002,167(4):1604-1606.

［5］　GIULIANOTTI P,GORODNER V,SBRANA F,et al. Robotic transabdominal kidney transplantation in a morbidly obese patient［J］. Am J Transplant,2010,10(6): 1478-1482.

［6］　BOGGI U,VISTOLI F,SIGNORI S,et al. Robotic renal transplantation:first European case［J］. Transpl Int,2011,24(2):213-218.

［7］　MENON M,ABAZA R,SOOD A,et al. Robotic kidney transplantation with regional hypothermia:evolution of a novel procedure utilizing the IDEAL guidelines(IDEAL phase 0 and 1)［J］. Eur Urol,2014,65(5):1001-1009.

［8］　MENON M,SOOD A,BHANDARI M,et al. Robotic kidney transplantation with regional hypothermia:a step-by-step description of the Vattikuti Urology Institute-Medanta technique(IDEAL phase 2a)［J］. Eur Urol,2014,65(5):991-1000.

［9］　SOOD A,GHANI K R,AHLAWAT R,et al. Application of the statistical process control method for prospective patient safety monitoring during the learning phase: robotic kidney transplantation with regional hypothermia(IDEAL phase 2a-b)［J］. Eur Urol,2014,66(2):371-378.

［10］　BREDA A,TERRITO A,GAUSA L,et al. Robot-assisted kidney transplantation: the European experience［J］. Eur Urol,2018,73(2):273-281.

［11］　TSAI M K,LEE C Y,YANG C Y,et al. Robot-assisted renal transplantation in the retroperitoneum［J］. Transpl Int,2014,27(5):452-457.

［12］　BRUYÈRE F,PRADÈRE B,FAIVRE D'ARCIER B,et al. Robot-assisted renal transplantation using the retroperitoneal approach(RART) with more than one year follow up:description of the technique and results［J］. Prog Urol,2018,28(1): 48-54.

［13］　ELTEMAMY M,GARISTO J,MILLER E,et al. Single port robotic extra-peritoneal dual kidney transplantation:initial preclinical experience and description of the technique［J］. Urology,2019,134:232-236.